強健體魄
暢通氣血
身心提升
健康慢老

健身氣功

湛若水 著

目錄

第二章

第五章

一套良好的氣功課程，必須包含觀念正確、理論嚴謹、招式簡易、功法完整、效果顯著等幾個重點。

第二部 功法篇：健身氣功十式

推薦序

健身不難貴有恆，練氣養生在於勤

李章智（國際氣功養生聯盟理事長）

「簡、便、廉、效」是所有醫家慈悲濟世、行醫用藥的原則，希望所有的患者能花費最少的成本，取得最佳的治療效果。本書作者湛若水老師，將其數十年練功研究心得簡化整理出「健身氣功十式」，希望能讓大眾得以迅速有效地練習氣功，感受氣功對於身心健康的保健功效，慈悲用心令人讚嘆！

「現代氣功」一詞的意義，涵蓋自古以來的養生功法名詞，如導引、吐納、服氣、胎息、內視、坐忘、心齋、內丹、止觀等，不論其目的為延長壽命，或修道養心，都可使得身體健康無病，可以總括地說，氣功是促進身心健康的重要方法，也是醫家「上工治未病」理念的實踐，《金櫃要略》：「若人能養慎，不令邪風干忤經絡；適中經絡，未流傳臟腑，即醫治之。四肢才覺重滯，即導引、吐納、鍼灸、膏摩，勿令九竅閉塞。」

氣功可以提升大眾健康，減少醫療資源的支出，已在全球掀起了一股學習的熱潮，但是一般氣功學習總有些古文的障礙，有著莫名的距離，不知如何入手。為解決這問題，讓更多人了解與學習氣功，湛若水老師將其數十年的練習經驗，以現代用語簡單明白地說明，讓人容易學習，並編創容易上手與體驗的功法，可謂用心良苦。本人與湛若水老師均深感唯有親民的方式方能推廣氣功，因此致力於「3D數位化，將抽象概念具象化」方式，打破語言與學習障礙進行推廣氣功。

本書也指出在一般氣功的練習，容易落入錯誤的學習方向之一——競賽，競賽原本可以提供努力學習的動力、團體凝聚力等效益，但容易讓氣功的練習方式與目標偏向體適能與動作的難度挑戰，落入一般體適能的運動方式，不知不覺地偏離了氣功修練的要點，未能「身、息、心，三調合一」。事實上許多健身的功法要有良好的效果，在於時時練習，日日練習，最佳方式是落實在日常生活上，不需要靠競賽推廣，例如瑜伽便是如此。

為了落實日常生活可時時練功，方便練功，享受練功的樂趣，湛若水老師編纂整理的「健身氣功十式」，簡單方便易學，契合氣功的練習要領，讓人不受時間與空間的拘束，可隨時可以抽空練習，在不知不覺中去除疾病與恢復健康，同時可以很容易感受到氣功的練習要領與樂趣。

所謂「大道不難人自難，迷人如隔萬重山，明師指開玄關竅，不勞彈指至西天。」有湛若水老師的明師指導，相信讀者依照本書勤加練習，就如同請回一位明師在旁醍醐灌頂，獲得一甲子的功力，能夠健康活到一百二十歲！

作者序

現代人追求的健康方程式

氣功的內容包羅萬象，氣功的涵意也言人人殊，大多數民眾對它有如霧裡看花，難以理解其中奧秘；而且，坊間的氣功教室門派眾多，功法龐雜，有的教授武術或太極拳，有的教人灌氣治病，有的推廣靈修，有的保證為人開穴通脈，有的甚至標榜特異功能。以上現象，都讓有意學習氣功的民眾眼花撩亂、無所適從。

也有許多人憑藉書籍、網路得來的資訊自行練功，遇到疑問無人指導，大多數人因而半途而廢。因此，如何讓氣功的推廣步上正軌，讓民眾得以正確地接觸氣功、學習氣功，藉以強健體魄、健康少病，是筆者長期以來努力的目標。

道家說：「未修道，先治病。」氣功被視為修道的初階工夫，因為身體有病，將對修道之途造成許多阻礙。但是，現代民眾學習氣功的目的大多純粹為了增進健康，有志修道的人較為稀少，因此，目前筆者在推展氣功時，大都以「養生」為重點。

近十幾年來，以健身為主軸的氣功，以中國大陸積極推廣的「健身氣功」最受矚目。中國訂定推行健身氣功的政策之後，不但在大陸各地廣設據點傳授民眾氣功，並且在世界各國成立分會大力推廣，於是練習氣功的人口快速增加，已在全世界形成一股龐大的練功熱潮。可惜的是，台灣對於健身氣功的推廣不太積極，民眾也不甚瞭解。

「健身氣功」一詞的定義，中國官方發佈的解釋文為：

健身氣功是以自身形體活動、呼吸吐納、心理調節相結合爲主要運動形式的體育項目。

此一解釋文將健身氣功定義為「運動」，淡化了氣功之中玄學的況味，「氣功運動化」的觀念，易為社會大眾所接受，從而提高學習的意願。

邱處機《大丹直指》：「金丹之秘，在於一性一命而已。」道家的修煉，本來分為「修命」與「修性」兩大領域。修命是身體的保健，修性是性靈的提升，健身氣功既然定義為「形體活動」，當然屬於修命的範圍。至於修性的領域應如何稱呼呢？中國後代子孫修道大都遵循內丹派的方法，因此修性的功法一般稱為「丹道氣功」。根據修行目的的不同，現代道學應予區分為「健身氣功」、「丹道氣功」兩個種類，將氣功的功能給予區隔，讓民眾學習時易於選擇，不致產生混淆。

由於現代社會逐漸高齡化，世界各國的醫療支出都已形成嚴重的財政負擔，如何增進國民健康，降低醫療支出，已成為各國政府急思解決的棘手課題。**練習健身氣功不拘場地，也不需任何器材，是零成本的一種健身方式；而且氣功的運動量緩和，老少病弱皆可練習**，可說是各國衛生單位用以增進國民健康的最佳選項。

目前，民眾學習健身氣功的障礙，最大的因素在於氣功「學理不明」，使得大多數的民眾覺得氣功蒙著一層神秘的面紗，因而對氣功仍然抱持著懷疑的態度。蘇東坡晚年頗好養生之道，他在研究道書時不禁嘆道：「方書口訣多奇詞隱語，卒不見下手門路。」飽學如東坡之輩，尚無法瞭解道書中修煉的方法，何況現代民眾？因此，加強氣功的研究，讓氣功變得易懂易學，應是目前的首要之務。

研究氣功的學理，筆者認為須先擺脫道書中鉛汞、水火、龍虎、藥物、火侯、鼎爐之類古代用語的窠臼，改用現代科學語言、白話語言加以論述，建立一套人人可懂的「現代氣功理論」，才能讓民眾因瞭解氣功進而接受氣功。

目前的氣功研究，大都只探究氣功在生理、物理、化學等方面的效應，但是科學儀器檢驗得來的數據，並無法拼湊出氣功的全貌。而且，如果科學家本人不練氣功，在從事氣功研究時往往找不到方向。科學的求證在實驗室，而氣功的求證必須親身體驗，因為氣視之不見、觸之不得，自己的身體才是最佳的實驗室，這是氣功與其他學科的相異之處。

世界衛生組織的醫學家指出：「二十世紀是治病時代，二十一世紀是保健養生時代」，現代人追求的是良好的健康品質，想要活得健康、舒適，氣功是最值得推薦的方法。一套好的氣功功法，除了理論明白，還要功法簡單有效，才有助於普及。坊間的健身書籍往往難度較高，不適合老人、病患練功，本書所介紹的功法簡單易學，任何體能狀況皆宜練習。希望本書的出版，能夠吸引更多人學習氣功，人人都以氣功做為預防疾病、增進健康的養生之道。

筆者不揣簡陋，針對氣功的理論與功法提出淺見，期望能夠對於健身氣功的推廣略盡棉薄之力，尚請各方高明多多指教。

第一部

理論篇

第一章

現代氣功發展概況

我們必先掀開氣功的神秘面紗，讓氣功學理變得明白易懂，功法簡單易學，成爲人人可以學習的普通學問，才能讓更多人享受氣功健身的好處。

我在新光企業上班的時候，有一回被調到董事長辦公室任職。在一群秘書同事中，坐在我旁邊的是一位才剛由美回台的ABC。有一天，我正與道友在電話中討論氣功，他在旁邊露出自豪的表情說：「我也是氣功教練耶！」我非常好奇，連忙問個詳細，原來他在美國上過「氣功教練訓練班」，我問他學了多久？他說：「三個月，我有教練證書喔。」我聽了頓時傻眼，不禁佩服美國速食文化的效率。

但是後來我仔細一想，在以往的中國古老門派中，任何人入門學藝，非得費盡一、二十年的苦功，稍有成就之後才敢收徒，因此代代相傳的速度頗為緩慢。到了二十一世紀的現代，這種慢工出細活的傳承方式似乎有點跟不上時代，我覺得，我們不能墨守成規，必須想出一套適應時代潮流的推廣方法，否則氣功將面臨失傳的命運。

在目前的社會，無論是推展氣功或者練習氣功，都必須有科學的思維以及科學的方法，易言之，也就是要從「古代氣功」進化成為「現代氣功」，講求推廣的速度及廣度，氣功才能像漣漪一樣一圈一圈的向外擴展。首先，我們必先掀開氣功的神秘面紗，讓氣功學理變得明白易懂，功法簡單易學，成為人人可以討論、人人可以學習的普通學問，傳授、學習的速度一旦加快，才能提高普及的程度，讓更多人享受氣功健身的好處。

世界各國掀起氣功健身熱潮

根據出土文物的推測，中國氣功的起源有四、五千年的歷史。古時候醫療不發達，民眾利用氣功養生、自醫自療的風氣相當普遍。時至現代，自一九六〇年代開始，氣功雖曾重新受到重視，但是，綜觀近一、二十年來氣功的發展，由於氣功種類繁多，不免出現良莠不齊的現象，甚至產生浮誇詐騙的事例，令許多民眾因疑慮而怯步；此外，現代都市開銷大，氣功教室經營成本沉重，開館者普遍難以為繼，因此，氣功的發展有逐漸沒落的趨勢。

由於氣功內容玄奧，大多數的民眾因為不瞭解而不敢輕易嘗試，因此，氣功的推廣必須建構明白的理論，以建立民眾的信心。目前一般民眾的觀念，都認為運動可以增進健康，「氣功運動化」的觀念，也逐漸為人們所接受。近年來中國大陸大力推展氣功，即將氣功視為「不花錢的運動」，在經過縝密的規劃及大力推動之下，氣功已經逐漸在中國朝著「全民運動」的目標邁進。

一九九六年八月，中國的中央宣傳部、國家體委、衛生部等七個部會發表了《關於加強社會氣功管理的通知》的文件，正式訂名「健身氣功」一詞，又於二〇〇〇年頒布《健身氣功管理暫行辦法》，做為推動健身氣功的依據。隨後又發佈「健身氣功科研課題招標指南」，徵求民間人士貢獻良策，期望貫徹落實《二〇一三~二〇一八健身氣功發展規劃》，以上這些措施，可謂人類有史以來最有制度、最具規模的氣功推展活動，堪稱振興氣功的最佳契機。

由官方推動健身氣功的國家，除了中國大陸之外，另一個國家是新加坡。新加坡「保健促進局」（HPB）近年出版了一本推展氣功的小冊子，內容包括八段錦、易筋經、五禽戲等基本功法及實踐例證等，正式啟動「全國健身氣功運動」，已有大量民眾熱烈參與。

香港則有一個以企業型態的「中國健身氣功總會」，由民間團體推廣健身氣功。該會於二〇一四年舉辦「健身氣功全港公開賽」，比賽項目同樣是耳熟能詳八段錦、易筋經、五禽戲、六字訣等，參與人數頗為踴躍；中國大陸也於同年十月在廣州舉辦首屆「兩岸四地健身氣功交流比賽」，有來自中國、香港、澳門、台灣的健身氣功愛好者參加。藉由舉辦比賽的方式促進交流，能夠增進國際間對健身氣功的重視，提高各國推展健身氣功的意願。

台灣新竹有一個「中華健身氣功總會」，也是一個民間組織。該會在黃耀仁理事長的帶領下，大力培訓健身氣功種子教練，並積極參與世界各國比賽交流活動。

二〇一三年在美國舉辦的第五屆「國際健身氣功交流大賽」，參與的國家及人數都比歷屆有所增長。二〇一四年四月十七日，中國健身氣功協會在聯合國「中文日」上做了為題「中國養生文化——健身氣功的當代價值」的演說，受到在場各國官員的重視。此外，全球各地的「健身氣功協會」也紛紛成立，目前已在四十多個國家和地區如火如荼的推廣，形成一股龐大的練功熱潮。

健身氣功的內涵為何？

一九七六年，一位美國記者到中國大陸訪問，寫了一篇針灸麻醉的報導刊登在《紐約時報》的頭版頭條，一時之間震驚了所有美國人。此後，許多美國醫生紛紛前往中國取經學習針灸，學會治療頭痛、腰痛之類疾病的技術之後，便回到美國開設「針灸診所」為人治病。這些美國醫師雖然學會針灸技術，但是對於「什麼是針灸的作用機理？」幾乎沒有人能夠說得清楚；同樣的，目前雖有許人在學習氣功，但若問起：「什麼是氣功的作用機理？」也幾乎沒有人能回答出個所以然。

世界各國都可找到專談氣功的網站，仔細審視這些網站的內容，我們可以發現一個趨勢：全世界對於氣功的推展明顯傾向「氣功武術化」，各國氣功教室授課的內容大多以八段錦、五禽戲、易筋經之類的輕武術為主，或是由太極拳或其他拳術招式變化而來的氣功操，有些氣功教室甚至直接傳授拳、刀、劍、棍等武術。武術雖然是氣功的一環，但是將武術視同氣功，未免以偏概全，造成西方人士存有「武術即氣功」的觀念。

健身氣功有別於醫療氣功及特異功能

此外，部分學者或研究團體則將「氣功特異化」，將氣功視為特異功能，致力探究手指識字、念力致動、遠方遙控、種子發芽等特異現象，並以科學儀器檢測氣功的各種物質效應。也有不少人的研究偏向「醫療氣功」，運用西方醫學的動物實驗模式，探究氣功對於疾病的影響。

特異功能大部分是天生的，少部分是修煉達到高階領域所產生的現象，一般人無法一窺堂奧，現代科學也無法測知其原理；而醫學氣功則屬於專業醫師所從事的診療行為，由於氣功治病至今尚未能夠建立一套公認的學理與機制，因此世界上的多數國家，氣功醫療的行為尚未被許可或須受監管。

古今中外雖然有許多發功治病的記載，但施展這種技術必須具有極高的修為，其技術難以傳承，無法寄望成為臨床治病的常態。近年來社會上時興「內氣外放」的風潮，有些靈修團體甚至教導初學者為人發功治病，這種行為可能產生許多偏差，學習者應多加謹慎。

「授之以魚不如授之以漁」，為民眾進行氣功醫療，不如教導民眾學習氣功。學好氣功的要訣別無他法，就是要自己親身堅持不懈的練習，別人無法代勞。氣功最直接明白的定義即是「練氣的功法」，練氣才是主題，坐而言不如起而行，唯有每日堅持練功，才能享受氣功增進健康的好處。

第二章

健身氣功必須因應社會需求

練習健身氣功，無病可以強身，即使有病，練功也能振衰起敝，讓體質好轉。練習健身氣功，只需依照年齡老幼、體能強弱的不同，調整練功的時間及份量。

根據行政院經建會推估，台灣老年人口將於二〇一七年增為一四%，正式進入高齡社會。人口老化是世界各國共同面臨的嚴重問題，唯各國人口老化的速度不盡相同，歐美先進國家有五十至一百年的時間因應準備，而我國由高齡化社會邁入高齡社會僅二十四年左右，因應時間相對縮短，老人醫療及照護制度的建立已成為迫在眉睫的課題。

由於高齡化社會帶來的醫療問題相當嚴重，美國的醫療支出已達該國GDP

的一六%，法國、德國、瑞士、比利時、加拿大等國也都超過了一〇%，而且有逐年上升之勢。近年來，台灣社會福利預算快速增加，二〇一二年社福預算為四〇七二億，佔整體歲出預算比例高達二十一%，可見人口高齡化的問題日趨嚴重。

有鑑於此，世界各國都在想辦法提高國民的健康水平，以避免醫療負擔

各國人口老化所需時間之比較

國別	到達 65 歲以上人口比率之年次					倍化期間（年數）		
	7%	10%	14%	20%	30%	7%→14%	10%→20%	20%→30%
台灣	**1993**	**2005**	**2017**	**2025**	**2040**	**24**	**20**	**15**
新加坡	2000	2010	2016	2023	2034	16	13	11
南韓	2000	2007	2017	2026	2040	17	19	14
日本	1970	1985	1994	2005	2024	24	20	19
中國	2001	2016	2026	2036	-	25	20	-
美國	1942	1972	2015	2034	-	73	62	-
德國	1932	1952	1972	2009	2036	40	57	27
英國	1929	1946	1975	2026	-	46	80	-
義大	1927	1966	1988	2007	2036	61	41	29
瑞典	1887	1948	1972	2015	-	85	67	-
法國	1864	1943	1979	2020	-	115	77	-

資料來源：臺灣 2008 年至 2056 年人口推計，行政院經建會（2008）
https://moe.senioredu.moe.gov.tw/ezcatfiles/b001/img/img/28/164688582.pdf

日益惡化。各國政府都設有類似台灣「國民健康署」之類的單位，負責推動各項措施以增進人民健康。但是稍加瞭解各國推動的衛生福利項目，不外乎戒菸宣導、兒童保健、孕產婦輔導、老年照護等內容，大都屬於弱勢者的關懷；至於促進國民健康的辦法，頂多是鼓勵民眾參加健走，或提供一些簡單的建身操給民眾練習，並無較為積極的良策。

衛生單位的主管官員，大部分為醫師背景出身，接受的是西方醫學的教育，從未接觸過氣功，因而缺乏推

各國醫療支出佔該國 GDP 比例

國別＼年度	2004	2005	2006	2007	2008	2009	2010	2011	2012	2013
加拿大	8.10	8.10	8.30	8.40	8.60	9.50	9.60	9.20	9.20	9.20
法國	9.20	9.30	9.20	9.20	9.30	10.00	9.90	9.80	9.90	10.10
德國	9.20	9.30	9.20	9.10	9.30	10.20	10.00	9.80	9.90	10.10
日本	7.60	7.70	7.80	7.80	8.10	9.00	9.10	9.50	9.60	
韓國	4.40	4.70	5.10	5.30	5.40	5.90	5.90	6.00	6.10	6.30
荷蘭	7.70	8.60	8.50	8.50	8.70	9.30	9.50	9.50	10.10	10.20
台灣	**3.40**	**3.40**	**3.40**	**3.30**	**3.50**	**3.70**	**3.50**	**3.50**	**3.60**	**3.60**
美國	12.90	13.00	13.00	13.20	13.70	14.70	14.60	14.70	14.70	14.70

資料來源：https://pride.stpi.narl.org.tw/index/sreport/view/537

展氣功的動機。也許衛生主管單位應該採取較為開放的態度，多多瞭解氣功的優點，進而鼓勵民眾學習氣功。

全人類都在尋找完美的「健康方程式」

為了因應人口不斷老化，加強醫療照護是消極的方法，醫療支出勢必成為有增無減的消耗，而促進人民的健康，才是積極的治本之道，因此，世界各國的衛生單位莫不絞盡腦汁，努力尋找有效的「全民健康方程式」，希望人民老而不弱，健康少病。

現代醫生提供給民眾的保健之道，不外乎正確的飲食、適當的運動、減輕心理壓力等，但是，醫生建議的保健方式顯然沒有發揮效果，生病的人有增無減，醫療支出也一日比一日增加。

目前醫學科技發達，世界各國都投入無數財力、物力研究醫學，但是卻對大多數的慢性疾病無能為力。此外，世界衛生組織（WHO）指出：「全世界有三分之一的病人不是死於自然疾病本身，而是死於不合理用藥。」在現代醫療的領域中，多數的慢性病、功能性疾病如癌症、漸凍人、糖尿病、高血壓、洗腎、愛滋病、白血病等，不但無法治癒疾病，而且病人一輩子吃藥，反而衍生許多副作用及併發症，患者無法擺脫病痛的糾纏，醫療支出的夢魘似乎也沒有解決之望。

影響現代人健康的因素很多，最主要的是現代人生活緊張、過於忙碌。《黃帝內經》說：「勞則氣耗」，工作過度造成體能處於透支狀態，這種情形古人稱為「盡氣」，亦即力氣用盡之意，藥王孫思邈比喻這種現象為「油盡燈枯」。體能長期透支，致使免疫力大幅降低，疾病便容易上身，媒體上常見社會精英突然病發的消息報導，就是最好的警惕。

根據勞動部統計，台灣平均一年工時長達二千一百二十四個小時，遠高於美、德、法、英等先進國家，「台灣職業安全健康連線」出版的書中將台灣稱為「過勞之島」，顯示台灣職場普遍存在過勞的現況。

除了過勞之外，其他如各種汙染嚴重、食物過於精製、缺少運動、生活不規律等因素，也是造成現代人健康不佳的原因。

以健身氣功增進國民健康，一來經濟，一來有效，的確是最理想的辦法。練習氣功為什麼有效呢？道理很簡單，中醫認為：「百病生於氣」，清代名醫王三尊《醫權初編》也說：「氣壯則康，氣衰則弱」，年輕人氣盛，所以行動靈敏、健康少病；而年老人氣衰，所以行動遲緩、體弱多病。**氣的強弱左右了人體的健康，這是養生保健的關鍵之處，唯有讓我們的身體維持氣盛的狀態，才能保持年輕健康。**

《太平經》說：「元氣無形，以制有形。」元氣即是能量，身體依靠能量而運作，有了強盛的能量，才能使氣血循環順暢，並排除新陳代謝所產生的垃圾；當身體能量衰弱時，氣血循環即容易遲滯阻塞，身體代謝所產生的垃圾也會不斷累積。身體裡存有消化食物產生的毒素，運動後會產生乳酸及自由基，血球、細胞老死後的屍體也積存體內，甚至還有壞的靈氣及寒氣形成的病灶，因此排毒是維護健康的一大工作，唯有身體氣強，才能推動這些垃圾外排，一旦毒素堆積，遲早會發生疾病。

古時候醫療尚未發達，中國養生家卻往往能夠健康長壽，舉例而言，孫思邈活到一〇二歲，他的弟子孟詵也活了九十三歲，此皆歸功於他們看重自身精氣神的養護，古人練氣養生的智慧，足堪現代人借鏡。

健身氣功必須順應時代潮流

利用健身氣功增進國民健康，是簡易且有效的方式，但仍然有些問題值得進一步研究。被譽為「中國太空之父」的錢學森是中國氣功的重要推手，他在《自然雜志》上發表的一篇文章上說：「中國有十億人口，如果一百個人當中有一個人練功，就是一千萬人，每百個練功的人有一個人去教，就需要十萬個氣功師。」

錢博士的文章中所提出的意見，是「開班授徒」的思維。問題來了，要到哪裡尋找那麼多的教練？即使有了教練，還必須有十萬個練功場所，準備教室的開銷加上每個月發給教練的薪水，將會變成一個天文數字。可見在推展健身氣功的過程中，仍有許許多多的問題亟待克服。

二十幾年前，筆者也曾在台北市開過一個氣功教室，結果不到一年的時間就關門停業，原因是經營一個氣功教室所支出的房租、水電、雜費，加上教練的薪水，每個月的支出相當龐大，但是招生卻相當困難，儘管登了廣告，也只來了小貓兩、三隻，有限的收入根本無法維持開銷。據我所知，目前在都市內開設的氣功教室大都在苦撐，開設不久就草草收攤的亦比比皆是。這個現象也直接導致了想要學習氣功的人找不到門路，對於有心推展氣功的老師和想要學習氣功的民眾而言，皆非好事。

筆者認為，現代傳播媒體非常發達，如能善用媒體應該可以解決經費方面的問題。首先考慮的是，教導民眾練功是否可以不必租用教室？現代商業的行銷方式，電子商務已取代了大部份的實體商店，不但成本大為降低，行銷規模及範圍也大為擴張。

近年來「互聯網＋」的經營模式迅速發展，在這個模式後面可以連接任何一種行業的名稱，例如「互聯網＋工業」、「互聯網＋農業」、「互聯網＋汽車」、「互聯網＋醫療」、「互聯網＋金融」等，其作用可為任何行業匯集商機。我們推展氣功，也許可以採用「**互聯網＋氣功**」的模式，讓民眾在網站上學習，不但節省經費，教與學也都極為方便。

舉例而言，筆者於二〇〇六年成立一個名為**《氣功網》**的網站，在網站上討論氣功、傳授氣功，這個網站完全公開，也不收費，網友們口耳相傳，上網的人數不斷增加，每天都有一千多人上網，除了台灣的氣功愛好者之外，來自世界各國的網友也為數不少。網路無遠弗屆，天涯若比鄰，雖然相距千里仍可即問即答，非常方便，與開班授徒的方式比較起來，一個教室頂多只能容納三、四十人練功，而網站成員卻可無限增加，而且也不必煩惱經費上的問題。

但是，網站上只能文字交流，終究有點隔閡，如果能在電視上設立一個**「官**

方氣功頻道」，每天早晚指派教練在電視上帶領民眾練功，民眾在家裡看電視即可跟著教練學習，不花一分錢，也不需出門阻礙交通，那就更加理想。由於民眾看得到電視上真人示範，效果比上網好上百倍。利用YouTube之類的**影音媒體**將練功步驟上傳，全世界民眾也都可以隨時收視學習。

現代的上班族工作辛勞，健康堪慮，這些人都是社會的中堅，如果能在企業之內設立氣功社團，或在上班中撥出十分鐘的休息時間練功，這個方法簡單易行，對增進他們的健康大有幫助。甚至可以從學校做起，設立氣功社團或做為晨操，讓學生及教職員有機會練習氣功。

古代的武術家、氣功高手輩出，原因是農業社會生活單純，農忙之餘有很多閒暇時間可以專心練功；位處深山的寺廟道院，僧人、道士一輩子潛心修練，更有機會培養出極高的修為，這種盛況，現代社會已難以實現。而且，現代人學習氣功的目的在增進健康，與古人追求功夫境界的情形已今非昔比。

此外，人們想要練氣、學道，所面臨的第一關卡即是「明師難遇」，想拜明師需要福份、機緣，幾千年來，許多人為了訪道求道歷經千辛萬苦，到了二十一世紀的現代，想找明師更是難上加難。隱藏在社會角落的好老師，不宜獨善其身，應該抱持造福人群的熱忱，積極參與氣功的推廣。

健身氣功其實就等於中華傳統養生術，其保健理論大多源自道家及中醫，但是氣功老師為民眾解說功法時，如果沿用道書、醫書的理論和術語如陰陽五行、經絡學說，勢必陷入雞同鴨講的困境。因此，健身氣功的解說，最好能夠使用現代觀念與現代白話介紹功法，力求生動、活潑、易聽易懂，長期以來，筆者在寫書、演講、授課時，都朝著這個方向而努力，多數的讀者、聽眾都能心領神會，許多人更因此產生信心而下定練功的決心。

健身氣功是否應該辨症施術？

中國國家體育總局氣功管理中心的專家編寫了一本《健身氣功體育指導員培

訓教材》，將指導員分為國家級、一級、二級、三級共四個等級，就像各項運動、武術教練的分級制度一樣。

但是，推展健身氣功的對象是一般民眾，所傳授的內容只是簡單易學的動作，其目的只在健身，不像運動、武術含有「競技」的成分在內，因此建立「指導員分級鑑別標準」的工作並非首要之務。筆者認為，推展健身氣功的首要之務在建立氣功修煉的SOP，人人根據SOP練功即可。

有些民眾可能會關心練習後自己的功力如何？其實，練習健身氣功，首先要講求「姿勢標準」，不必太在意「功力高低」的問題，因為「氣」是無形的，功力高低的判斷目前還沒有客觀的標準，而且個人體質不同，勤惰、恆心也不同，同樣的功夫，每個人練起來效果各自不同，易言之，氣功很難量化，不易訂出鑑定的標準。**只要依照課程設計、姿勢正確、持續練習，假以時日自然可以產生保健效果。**

因此，中國官方進行「不同人群健身氣功鍛鍊與指導的研究」、「常見病健身氣功運動處方的研究」的政策，把健身氣功導向「醫療氣功」的範圍，實踐起來勢必增加許多困擾。

將導引術做為治病處方的觀念，古代道家前輩也有多人提倡過，例如：隋朝名醫巢元方主編的《諸病源候論》，敘述了各類疾病的病因及癥候，在諸症之末多附導引法，不同病症採用不同的導引術，不載藥方，可見巢醫師很重視導引術的自醫自療功能，嘗試針對不同的病患授與不同的導引功法。

但是這種「辨症施術」的方法，實行起來有其困難之處，辨症是一門高深的學問，專業醫生都沒有太大的把握，有些疑難雜症甚至很難瞭解其致病原因，想要正確辨症極為不易。況且現代疾病分科多如牛毛，若以處方的方式指導民眾練功，數以千萬計的病患應該由誰給予「分科」？要求氣功教練執行這項工作，是不切實際的。

此外，辨症施術的做法容易讓民眾產生一個錯誤的觀念：「有病才來練功」，其實，學習氣功的觀念應擺在預防勝於治療；氣功屬於整體療法，講究的是「氣血通暢，百病不生」，對於局部各種病症的作用往往不太明顯，一旦處方不能在短期內產生效果，病況遲遲不見改善，勢必引起許多民怨。

《難經》說：「氣者，人之根本也。」《黃帝內經》也說：「氣血沖和，萬病不生。」身體氣血通暢，就能擁有很高的免疫力，自然健康少病，這是推展健身氣功的宗旨之所在。二〇一五年五月，中國國務院印發《中醫藥健康服務發展規劃》，文中指出，推廣健身氣功之類的傳統運動，應以「治未病理念為核心」，這個方向才是正確的。

練習健身氣功，無病可以強身，即使有病，練功也能振衰起敝，讓體質好轉，自然可以改善病情。健身氣功是一套人人可學的功法，可以一體適用，只需在練習時依照年齡老幼、體能強弱等實際狀況調整練功的時間及份量。

第三章

運動與氣功的差異

將運動與氣功兩相比較，運動講求的是「有氧」，而氣功則講求的是「有氣」，易言之，運動是「以力運氣」，氣功則是「以氣養力」，這是兩者最基本的分野。

運動的項目很多，包括田徑、慢跑、健走、游泳、馬術、單車、體操、球類等，光是球類一項就包含二、三十種。不過，多數運動都受到客觀條件的限制，例如場地、氣候、設備、技術等，能夠持久運動的人並不多。根據調查顯示：台灣規律運動人口比例僅達三一・三%，各國的情形也都差不多，可見在增進民眾健康的政策之推動，仍有許多尚待努力的空間。

從事任何運動，首先要考慮自己的體能是否適合，基本上，健走是目前世界各國最常推薦的運動，因為不需設備，而且運動傷害少。但是健走也必須達到一定的運動強度，才能產生有氧的效果。有些老年人、身體衰弱的人無法達到標準，以致效果有限。**氣功的功用在於攝取能量、增強體能，而且動作溫和，沒有年齡、病弱的限制，人人皆宜練習。**兩者相較，無疑的氣功優於健走，引申而言，在不花錢的條件下，氣功是全民運動的最佳選擇。

運動與氣功的健身原理之分析

在健身房裡，許多人汗流浹背、氣喘吁吁的猛力操練，有些人則藉著跑步、游泳、打球之類的運動增進健康。社會上大多數的人都傾向利用運動做為增進健康的方法，對氣功並不認同，在運動與氣功之間應該如何選擇？在此我們要將兩者做個比較，讓大家瞭解運動與氣功之異同。

若問：「運動有什麼好處？」相信每個人皆可對答如流：不外乎強壯肌肉骨

骼、增強心肺功能，促進血液循環、增強身體抵抗力，或者消耗身體過多的熱量以幫助減肥、健美身材等等。但是，若問「氣功的好處是什麼？」大概多數人都會瞠目結舌，難以應對。

「運動健身」的課題全世界很多專家在研究，雖然醫生強調運動可以改善高血壓、降低膽固醇、預防糖尿病，增進新陳代謝，但以目前醫院裡仍然人滿為患、醫療費用日增的現象來看，顯然利用運動增進健康的機制並不理想。

衡量運動健身的效果通常以「有氧」為標準，以科學上的定義，有氧運動是指需要二十分鐘以上的運動時間、能讓呼吸加快節奏、心跳速率上升、身體微微出汗的程度，換句話說，運動必須有足夠的時間、足夠的強度，否則健身的效果有限。

將運動與氣功兩相比較，運動講求的是「有氧」，而氣功則講求的是「有氣」，易言之，**運動是「以力運氣」**，**氣功則是「以氣養力」**，**這是兩者最基本的分野。**宋朝編輯的《聖濟總錄》說：「人之五臟六腑，百骸九竅，皆一氣所通，氣流則形和，氣滯則形病。」我們的臟腑必須氣血流通，才能保持健康，一旦發生阻塞即容易生病。《聖濟總錄》這句話中的「氣流」即是氣功鍛鍊的目標，想要創造身體的「氣流」有兩個條件：一是**氣必須夠強**，氣流才有足夠的推進力以推動氣血；二是**身體的循環通路——經脈必須暢通**，不可產生阻塞，換句話說，練習氣功，「養氣」、「通脈」兩種功夫缺一不可。

運動必須提高肢體活動的速度與強度，才能達到健身的效果，對於青、壯年而言，由於細胞活性高，在運動之後，經過適當的休息，體能大都可以恢復；但是對於老年人、體能衰弱或身有疾病的人而言，激烈運動所造成的體能損耗，並不容易在短時間內回補，反而造成體能的虧損，使身體更加虛弱。

但是，老弱族群所消耗醫療資源最多，想要增進全民健康水平、減低醫療資源的耗費，不得不慎重考慮老弱族群的保健方式是否適宜，提供給他們的運動項目，應該避免過於激烈，否則未蒙其利反受其害。

運動須防突發之傷害

二〇一二年十一月，廣州首屆馬拉松有兩位參賽者猝死；隔年八月澳洲有兩位華裔牙醫參加海灘馬拉松在終點前衝刺時死亡；二〇一四年九月布達佩斯馬拉松一名廿七歲男子於終點前昏倒猝死，選手在世界各國舉辦的馬拉松比賽中猝死的案例不勝枚舉，台灣近年來也有多起馬拉松選手於比賽途中猝死的事件發生。

歐美各國由於運動風氣很盛，除了上述的馬拉松之外，各類運動選手猝死的案例也常發生，美國每年約有七至八萬人死於運動，可見運動雖能增進健康，同時也暗藏風險。根據一份法國的調查顯示，每年運動猝死的比例男性為十萬分之一，女性為二百萬分之一。運動猝死的原因，大多發生在劇烈運動或是極度疲勞的時候，男性從事運動通常較女性為激烈，這就是男、女猝死比率相差二十倍的原因。

根據專家的研究，運動量過大，或是終點前奮力衝刺，容易造成心肌缺氧而猝死。運動引發猝死的定義是：「在病發前處於健康狀態，卻因非創傷性、非暴力性、非預期性事件導致突然心跳中止而死亡。」醫學上稱之為「心源性猝死」（sudden cardiac death）。

猝死者「在病發前處於健康狀態」，這是一個值得觀察的因素。二十幾歲的年輕人無疑健康狀況是良好的，運動猝死常找不到任何病理因素，重點在什麼原因導致心跳中止？一般的說法是「心肌缺氧」。但是「缺氧猝死」這個說法有疑義，因為在運動中需氧量雖大，但是呼吸也隨之急促，供氧並未中斷，所以不可能「突然缺氧」；況且我們的身體有缺氧耐受的能力，比方說潛在水中可以數十秒甚至幾分鐘不呼吸，馬拉松選手既然跑了幾十公里都不缺氧，怎會在衝刺的幾秒鐘內突然缺氧？

呼吸的作用在攝取氧氣、吐出二氧化碳，進行氣體的新陳代謝。道家的呼吸吐納，除了速度較慢之外，與一般的呼吸動作並無不同，但是呼吸吐納可以練氣化精、練精化炁，換句話說，呼吸吐納可以讓身體的能量產生變化，如果呼吸攝取的成分純為氧氣，氧氣是不會產生變化的，可見呼吸吐納攝取的成分除了氧氣還包含能量，而呼吸所攝取的能量即是電能。

西元前三百年，羅馬帝國亞歷山卓教會（Alexandria）的醫生即認為空氣由呼吸帶入肺部之後，會傳導至心臟，成為具有生命之氣，再由動脈輸送全身。根據這個原理，可知運動時呼吸加速，除了加快氧氣的攝取之外，同時也在加快心電的供應。西方哲人得知呼吸具有「生命之氣」，《黃帝內經》也說：「**呼吸精氣**」，同樣指出呼吸可以攝取大氣中的能量，中醫云：「氣聚膻中」，能量聚集在心臟部位，可見東、西方哲人都體驗了呼吸的真諦。

反過來說，**呼吸不會自動停止，而是心電停止後，造成呼吸的中斷**。實施「心肺復甦術」時，牽涉到心、肺兩個器官的連動作用，當我們朝著患者的口鼻吹氣的同時也帶進電能，促成心臟恢復跳動；而電擊則直接刺激心臟，心跳一恢復，呼吸也就隨之啟動。

心臟跳動的動力來自電能，而非氧氣，運動猝死的原因應該是心電供應不及，造成突發的心臟停止跳動。馬拉松選手在終點前加速衝刺時，心臟為了應付肢體突然增加運動量而大力鼓動血行，用電量暴增，一旦電力無法及時供應，就會造成心臟麻痺的現象。宋鷺冰《中醫病因病機學》：「**心陽虛會造成心陽暴脫**」，心陽虛即是心電不足，其臨床症狀為「心悸怔忡」，意即心率不整，嚴重者將造成「亡陽」現象，亦即心電突然停止。

日本學者加藤邦彥曾分析從一九八四至一九八五年中，日本全國六二四名學生於運動中猝死的原因，發現有六十五%的人係死於「急性心率不整」，與中醫的「心悸怔忡」的理論不謀而合，可以佐證運動猝死是心電異常造成的現象。

運動員過度的訓練，對健康極為不利。由於激烈運動時，促使身體釋放大量激素來分解蛋白質以產生能量，因此有一陣子美國興起高蛋白飲食，認為能夠增加肌肉生成的基礎，不少運動員生吃大量的牛肉或雞蛋以增加體能，例如在《洛基》這部電影裡，男主角早上晨跑後喝兩大杯生雞蛋，可是長期的高蛋白飲食已經證實會造成腎臟的疾病；也有人利用機器產生的電流電擊身體造成肌肉收縮，讓肌肉更加堅實，這些揠苗助長的健身方式，都會對身體造成極大的傷害。

老年人氣弱體衰，不宜過度運動。根據調查研究，六十歲以上的老年人多數有血壓高的症狀，運動過度可能加重病情；而且老年人肌肉萎縮、骨質疏鬆，劇烈的運動也容易導致受傷。老年人在運動之後，經常長時間陷於疲勞、痠痛狀態，也顯示體能過度消耗。

過度運動給身體帶來的害處很大，美國德州休斯頓貝勒醫學院（Baylor College of Medicine）的免疫學家封莉莉教授說：「人體細胞在一生中的分裂次數是有限的，換言之，細胞的生命是短暫的。運動員為了保持高度的競技水準，持續強力的鍛鍊，致使身體的細胞存活時間縮短。」封教授認為：體能的過度消耗，造成新陳代謝過高而免疫力降低；而且激烈運動使身體耗氧量大增，也易產生自由基，這些因素都可能加速人體的衰老。最近報載，美國賓州學者研究指出，過度慢跑的人一樣會縮短壽命。

封教授進一步針對運動與氣功的不同加以解釋，她指出：練習氣功時，細胞分裂的次數減少，細胞壽命延長，甚至可達一般人的數倍，在人體細胞分裂次數固定的情況下，練氣功的人因此可以延長壽命。

練習氣功重視意識的運用

素有「二十一世紀愛因斯坦」之稱的美國生物學家羅伯・蘭薩（Robert Lanza）提倡「生命宇宙論」（Biocentrism），為人類的意識作用提出全新的解釋，他認為：**意識是宇宙的關鍵構成要素**，意識創造了生命。其實，幾千年來，中國道家在修煉的過程中，**意識的運用即是身心靈提升的關鍵**。

《達摩寶傳》裡有一句話：「達摩西來一字無，全憑心意用功夫。」達摩指的原是佛法，但練氣也是同樣的道理。道家練氣公式是「練氣化精，練精化炁，練炁化神，練神還虛」，這個公式中的動詞「練」這個字，指的就是心意的運用。練氣功深，可以意領氣行，換句話說，氣可以利用意識加以控制，表示意念與氣之間具有訊息溝通的機制，因此有些科學家形容氣是「具有意識的能源」。

許多科學家都曾做過實驗，在冥想的狀態下，腦波會發生改變。腦波可分為四大類：β波（有意識）、α波（橋樑意識）、θ波（潛意識）及δ波（無意識），依照意識深淺的程度，可以產生不同頻率的腦波。不同頻率的腦波，對我們的身心會造成不同的影響。一九五四年德國物理學家舒曼（W. O. Schumann）發表了一項舒曼諧振（Schumann resonance）的理論，他認為距離地面約一百英哩的天空有一層環電離層，其頻率為八～十赫茲，相當於大腦的α波，大腦可以接收舒曼波，等於經常在充電，自然讓人精神飽滿、身體健康。

運動與氣功有一個最大的區別：運動的過程在活動肢體，但**練習氣功除了活動肢體之外，還要加上「運用意識練氣」，缺少了意識的運用，就不是真正的氣功。**一般人在解說氣功的原理時，大多數的人喜歡運用隋代智顗和尚《童蒙止觀》中的調身、調心、調息「三調」做為修煉的法要，調身與調息的涵意應無疑義，但是智顗和尚所說的「調心」一詞，指的是心性的修養，而氣功「意識的運用」

指的是利用不同層次的意識指揮不同層次的能量，分別進行守竅、養氣、行氣等等修煉功法，兩者內涵大有不同。

《黃帝內經》說：「恬淡虛無，眞氣從之。」指出人處在心地清淨的狀況下，真氣才隨之出現。現代科學家也測知，人在冥想時，腦波會由β波轉為α波，由此證明，古人修煉時，即是透過「意識的改變」造成「腦波的改變」，腦波改變，身體能量亦隨之改變，這即是道家練氣公式中「化」這個動詞所表達的意義。總之，道家所說的精、炁、神是不同層次的能量，必須採用不同層次的意識（心、意、性）去修煉，關於這個道理，筆者在《氣的原理》一書中有詳細的闡述。

也許你會問：練習氣功時如何運用心意呢？在初學階段，身體尚未產生可察覺的能量，這時候，心意與能量的第一個接觸點在「呼吸」。練習呼吸吐納，必須身心安靜，然後眼觀鼻→鼻觀心→心觀丹田，眼、鼻、心、丹田指的是器官的位置，當空氣進入身體時，我們的心意必須循著眼、鼻、心、丹田的方向及順序，導引空氣中的能量朝著丹田前進，缺少心意的帶領，能量便無法自尋路徑進入丹田。因此，**練習氣功時，我們的心意必須專注呼吸，導引呼吸中的能量進入我們的身體，這就是練習氣功的要訣。**

氣功的精髓在於呼吸的鍛鍊

黃元吉《樂育堂語錄》說：「夫人之身所以健爽者，無非此後天之氣足也。氣何在，即身間一呼一吸出入往來，絪緼內蘊者是。」練氣能使身體健康，關鍵在於「後天氣」，後天氣就是我們呼吸的空氣，因為一呼一吸之中含有「絪緼內蘊」的能量，我們呼吸時，不但攝取了空氣中的氧氣，也攝取了空氣中的能量，這種能量即是促進我們身體健康的元素。

《黃帝內經》有一段話說明了呼吸的狀況：「**呼則出，吸則入。天地之精氣，其大數常出三入一。**」由此可知，人們呼吸的效率不佳，以致能量出多入少，造成身體逐漸虧損，因此，我們應該改進呼吸的技巧。

道家呼吸吐納的功法要求**吸呼之間必須細勻深長，有異於平時呼吸的粗淺短促**。改變呼吸的形態是由心意操控的，心意在操控呼吸的時候，心電便與呼吸得來的能量聯結，將空氣中的能量引進身體。練功日久，心電引進能量的效果越來越好，因而產生「心息相依」的效果，心電與呼吸已經合為一體。任何時刻，在呼吸之間，身體的能量與天地的能量隨時交流，達到莊子所說的說：「通天下一氣」的境界。

改變呼吸形態到底產生了什麼變化呢？美國心理學家威廉詹姆斯（William James）實驗得知，只要呼吸形態一改變，身心狀態自然隨之改變，例如：呼吸速度如果降到每分鐘低於八次時，腦下垂體就開始完全地分泌；如果再降到每分鐘低於四次時，松果體就開始作用，身體也逐漸進入冥想狀態。這個現象顯示了一個道理：調整呼吸，可以改變身體能量的頻率，進而改變我們的生理狀態。

現代科學家研究氣功的呼吸生理效應，大都針對呼吸的頻率、節律、深度、血氧、氣體甚至橫膈肌的活動狀態加以分析，這些檢測都屬於有形身體的反應，但是練習氣功對身體造成的影響，最重要的是經由呼吸形態改變所導致的身體能量的變化。

南宗五祖白玉蟾說：「**心乃一身之主，故主人要時時在家。**」練習氣功時，不可心繫外務，而是要集中精神存想自己體內，此即《黃帝內經》所說的「精神內守」。因為運用六識感官例如眼看、耳聽、心想，都是能量的外放與消耗，如果一面練功，一面心想著情人、掛念著股票漲跌或想著種種的負面情緒，那就造成「心不在家」的情況，練功的效果必將微乎其微。練功時如能時時專注呼吸，吸進身體的能量就會逐漸增強。

老子說：「**夫物芸芸，各復歸其根。歸根曰靜，是謂復命。**」清靜是道家修煉的最高準則，清靜才能召回能量，使生命重現生機。因此，練習氣功時，環境不宜吵雜。古人修煉時很注重擇地，通常會進入深山密林，其目的除了選擇靈氣好的地方，最主要的是躲避塵俗的干擾。

現代人雖然一面上班，一面學習氣功，也**須儘量安排一個清靜的環境練功**，

至於練功時間最好選擇在清晨或晚上，這些時段干擾較少；平日生活也最好簡單樸素，減少不必要的應酬，盡量拋開人事的糾葛，讓身心經常保持清靜安詳。

《周易參同契發揮》說：「**夫身猶國也，心猶君也，心定則神凝氣和。**」心情的變化對健康的影響很大，心理壓力過大會讓身體產生毒素和自由基，心情緊張或情緒激動時，也會干擾心律的運轉，造成氣血的紊亂。因此，在練習氣功的同時，也要陶冶性情，修養心性，練功才能日見進步。

第四章

練習健身氣功何以能夠增進健康？

想要追求健康，氣是根本，一切疾病的發生都與氣的失常有關，練習健身氣功的目的，就是要防止身體的氣發生「不調」，讓氣血循環回歸正常。

醫學家發現了一個事實：藥物無法治癒的疾病，往往我們身體的免疫系統能夠自療自癒。患者到醫院看病，往往領回一大堆藥物服用，有些人甚至一天吃一、二十顆藥片，這種醫療方式值得商榷，因為化學藥品都有副作用，吃多了常會產生藥害，因此美國醫學會不得不警告所有醫學人員，醫生的職責不在於開藥，而在於盡其指導的職責。

上文提到，想要增強免疫力，最佳的辦法就是練習氣功。《黃帝內經》說：

「**正氣存內，邪不可干。**」「邪」這個字泛指一切的致病因素，只要身體氣足，就有強盛的免疫力，可以預防疾治的侵襲。

美國醫學博士班・強生（Ben Johnson）曾擔任亞特蘭大免疫恢復診所主任，他說：「宇宙中的一切事物都有一個頻率，你所要做的只是改變頻率，不論它是疾病或情緒。」強生醫師認為萬物都是能量，大至宇宙，小至人體內的五臟六腑、細胞、分子、原子都是能量的表現。**疾病的生成，大都起因於能量出現錯亂，只要調整能量的形態，就能產生療癒效果。**

加拿大人亞當（ADAM）在《量子療癒場》（Dreamhealer）一書中指出：在療癒師的眼中，病患會投射出量子全相圖（quantum hologram），就像 3D 地圖一樣，身體的所有信息包括肌肉、骨骼、神經及器官的結構都一目瞭然，他說：「身體一有毛病時，能量便開始失衡，氣場的流動在患處附近停滯。」中醫也認為阻塞是百病之源，所以說：「氣血通暢，百病不生。」我們想要維持健康，最重要的關鍵就在移除身體的能量阻塞（energy blockages）。**練習健身氣功，能夠**

透過氣血的流動以及發熱、發汗等方式促進循環，打通身體的阻塞，去病於無形。

現代醫生精於治病，但是不善於養生。比方說，頭痛、肩痛、背痛之類的疾病，醫生在經過各種儀器的檢查之後，會告訴你「沒病」，頂多開些止痛藥給你服用，但是藥效過後，痠痛就會復發，讓人永遠處於亞健康的狀態。如今健身氣功興起，經由練習簡單的功法，即可增強身體的免疫力，預防疾病，醫生們應該多多推薦給民眾做為保健養生之道。

目前的醫療制度，患者都是被動的接受治療，聽從醫護人員的安排，是一種「被動療法」，而練習氣功則是自我鍛鍊的方法，是一種「主動療法」。練習健身氣功是否能產生功效，端看每個人的練功情形，例如對氣功理論瞭解多少？練功是否能夠掌握要領？是否每天練功？練功時間是否足夠？健康操之在我，練習氣功必須堅定信心、持之以恆，最忌意志不堅、一曝十寒，以致半途而廢。

探究氣功的養生原理

「健身氣功」一詞，顧名思義是利用「氣」來強健身體，但是氣無形無色，看不到也摸不著，到底氣的性質為何？氣如何鍛鍊？氣在我們身體裡產生了什麼作用？練氣為什麼能讓我們健康長生？這些問題都必須加以瞭解。練習健身氣功，如果只知其然而不知其所以然，猶如瞎子摸象，效果必然大打折扣。

有人會問：「中國幾千年留傳下來的道書汗牛充棟，我們只要學習老祖宗的方法不就行了嗎？」問題是：道家經典大都玄奧難解，況且通篇大論談的都是理論，極少談及功法步驟的細節，現代人研究道家經典，縱使花費一生心血，依然無法一窺門徑。由於截至目前為止，關於氣功養生之道，尚未建立一套標準而明白的理論，因此，許多現代科學家對於氣功仍然抱持懷疑的態度。

道書之所以難懂有一個最重要原因：古人的用語與現代人不一樣，因此造成溝通上的困難。以名詞而言，道家修煉的內容離不開精、氣、神，但精氣神是何物？現代人並無概念；又以動詞而言：採藥物、調火候應該如何進行？其步驟也不易瞭解。由於語言的隔閡，造成現代人與道家文化之間產生難以跨越的鴻溝，致使道家文化逐漸式微。

舉例來說，道家修煉的基礎公式「練氣化精，練精化炁，練炁化神，練神還虛」明白指出，我們可以透過修煉的方式變化身體的能量，依循氣變精、精變炁、炁變神的順序進行修煉，提升身心的境界。筆者認為，古代的精、炁、神可以代換為現代科學的名詞電、磁、光，練氣的目的就在將身體的能量由電變成磁，再由磁變成光，瞭解這個道理，道家練氣的機制就不再神秘。

練氣的基本原料是「氣」，「氣」指的是由呼吸得來的能量，這種能量也稱為「陽氣」，它存在於天地之中，我們可以透過呼吸加以攝取。丹書說：「積氣可以養精」，我們不斷吸進陽氣存入丹田，久而久之，就可以「練氣化精」。

但是，「精」的性質為何？《黃帝內經》說：「**人始生，先成精。**」指出「精」是構成人體的最初元素，因此與健康最為相關，如果我們能夠知道「精」的性質，就能明白氣功健身的基本原理。

張紫陽《悟真篇》說：「報言學道諸君子，不識陰陽莫亂爲。」修道、練氣都離不開陰、陽兩個字，那麼，陰、陽意義為何？《黃帝內經》又說：「**人生有形，不離陰陽。**」這句話與上文所說的「人始生，先成精」加以對照歸納，可知「精」是由陰陽構造而成的。中國的陰陽學說指出：陽與陰是對立的：陽熱陰冷、陽動陰靜，而且「**陰陽相貫，如環無端**」，陽必定朝著陰流動而造成循環，這些性質與物理上的電流極為相似。

鍾離權《靈寶畢法》說：「**積陰成形，而內抱眞陽。**」陰、陽能夠產生「負陰抱陽」的作用，構成我們的形體。換句話說，陰、陽交媾則變為「精」，成為生命的元素，精不但是生命的起點，而且是生命運作的能量。精力充沛、精疲力盡等日常用語即在形容身體精氣盛衰的情況，可以得知**精是可以補充的，也是會消耗的，練習氣功即是學習往身體裡面補充精氣的技能。**

科學家如何看待人體能量？

在練功的過程中，身體各部位常會出現電流而發熱、發麻，這種現象與物理上的陽電性質極為相似，所謂的「氣功態」，即是練功者全身籠罩在電場中，出現電麻感的狀態。

加州大學洛杉磯分校教授華樂利．杭特（Valerie Hunt）利用實驗方法確認人類能場之存在，她認為，人類能場雖然顯現一些電的特性，但卻與電的本性有所不同，她說：「我們覺得它比電更為複雜，而且無疑的，包含一種尚未發現的能，比起一般物質的能，它有較高的頻率或振盪。」此外，台北榮民總醫院也曾進行類似的研究，一九八一年，榮總針灸科將這種在人體所發現的電能賦名為「生物電能」（Bio-electro-energy）一詞。

物理電能與生物電能兩者之間的差異，尚待科學家進一步研究。除了杭特教授查出生物電能「有較高的頻率或振盪」之外，有些科學家則稱之為「具有意識並可加以控制的能源」，既然生物電能具有意識，而且還可利用心意加以控制，由此可知生物電能具有傳達、接收訊息的功能。《黃帝內經》說：「**人與天地相參也**」，戰國時期的荀子、漢朝的思想家董仲舒同樣也提出「天人相應學說」，指出天地的能量具有意識。

美國醫學家沙飛加・卡拉高拉（Shafica Karagulla）博士在他的著作《突破創造力》一書中說，人類本身是各種能量的結合體，包括物理能量（Physical Energy）、生理能量（Biological Energy）、心理能量（Psychic Energy）三層。我們研究健身氣功，目的在增進身體的健康，在卡拉高拉博士所說的三種能量之中，與身體健康最有直接關係的是物理能量。人體的物理能量，現代醫學已有各種儀器可以檢測，但儀器只可測知人體能量的存在，若要強化、優化人體能量，練習氣功是直接而有效的途徑。

早在十八世紀，義大利物理學家伽伐尼（Aloysius Galvani）即涉足生物電領域的研究，一七八〇年，他就發現神經元和肌肉會產生電流。目前，我們雖然還不瞭解生物電性質的詳細內容，但是根據練功者的親身體驗，生物電與物理電性質極為相似，我們研究氣功不妨以物理電的角度切入，將目光聚焦於身體電效應與磁效應的研究，如此才能建立氣功的基礎理論，在推廣健身氣功的時候，才有一個「科學根據」。

以筆者長年在網站上與讀者、網友交流的經驗，一般人練功時出現的一些症狀，大都是由於身體的陰電、陽電不平衡所致，對於網友提出的症狀，筆者根據陽電必定朝向陰電流動的原理加以調整，症狀大都能夠迎刃而解，比方說，**網友練功上火，就教他讓身體的電接地；網友感到頭部發熱、脹痛，就教他讓身體的電往下流動**，網友練了筆者提供的功法之後，症狀往往很快得到改善。

此外，針灸也是人體電能的運用。醫生為病人針灸時，會發生「循經傳感」的現象，病人會感到痠、脹、麻的感覺沿著經絡路線走動，中醫將這種現象稱為「得氣」，得氣就是「得電」。德國醫師傅爾（Reinhold Voll）所創的傅爾電針（EAV），即可測出穴道經絡上電導能力的變化值。

穴道本來就是一個電磁場中心，經過科學家的檢測，穴位與非穴位的電阻值相差十倍之多。美國外科矯正醫師羅伯特．貝克（Robert Becker）致力研究人體的自然電場，他發現每個受試者身上電荷最高的地方，即在中醫針灸的穴道。同時，科學家經過實驗證明，氣功家可以利用意念增強穴位的電磁場強度，再度印證上文所說的：人體能量可以利用意識加以控制的原理。

漢代哲學家王充《論衡》說：「**人之所以生者，精氣也。**」古時候科學常未發達，古人把生命的能量稱之為「精氣」，當一個人精氣充足時，就會感到精神飽滿、體力充沛；反之，精氣衰退時，則會精神萎靡、體力衰弱。人體的精氣即是科學家所說的生物電能，現代醫學的診斷，也已加入檢測心電圖、腦電圖、肌電圖的檢測，做為判斷健康的依據。

我們的大腦需要用電、心臟要需用電、肌肉需要用電、神經傳達需要用電，一切的生理運作都需要用電，一旦電能出了問題，身體的功能都會出現異常，例如**腦電不足會造成神經衰弱、失智症；心電不足會造成血液循環不良；肌電不**

足則會造成肌肉無力；臟腑電能不足則會造成器官功能失常。總之，身體電能的強弱，左右著我們的健康。

科學家曾測量人體的電壓，結果測得病患的伏特數是五～九毫伏（mV），而健康人的伏特數是三〇～一〇〇毫伏（mV），可見人生病的時候，身上的電能是低下的。反過來說，當一個人的電能低下的時候，不但體內器官容易功能失常，就連外在的物質都會影響身體的健康，讓人生病。

日本良導絡理論的研發者中谷義雄博士透過研究發現，檢測每個人的經絡，如果皮膚的電阻很高，電流就會很低；電阻很低，電流就會很高。依照臨床上的觀察，多數人的體能數值大多落在二八～五九之間。有些人會偏高，有些人會偏低。體能狀態偏低的人，通常是有慢性病的傾向。例如，各種癌症、高血壓、糖尿病、慢性消化潰等。慢性病的病患，因為數值偏低，全身的經絡幾乎都是阻塞不通的，全身的氣血循環都不好。

電生理技術（Electrophysiological Techniques）是以多種形式的能量刺激生物

體，以測量、記錄、分析生物體發生的電現象以及生物體的電特性的技術。在醫療上，利用電能治療疾病的情形已經相當普遍，舉例而言，醫學臨床實用的「肌肉電刺激」是利用適當的電流刺激肌肉，可以增強肌力、防止肌肉萎縮、減輕肌肉痙攣、增進皮膚血液循環；此外，給予會陰部肌肉電刺激，可使尿道外括約肌收縮，以改善尿失禁的問題；微電流美容則是通過電腦微波作用於人體，能夠補充人體生物電能，激活細胞，恢複肌膚彈性。

透過練習健身氣功增強身體電能，可以提高細胞的再生能力，使身體維持年輕健康，這就是古人所說的「駐顏有術」。如果細胞的能量減弱，免疫力即告下降，當一個細胞若已失去對電的「感受」能力，便可判定細胞已經死亡。因此，增進身體的電能，實為維護健康的關鍵。

氣與健康的關係

學習健身氣功的目的，在於瞭解利用各種功法，進行優化身體的步驟，包括增強體能、促進循環、提升免疫力、預防疾病、排除毒素以及消除身體的痠痛不適等。人們花了太多的心力在追求身外之物，汲汲營營於名利，其實身體健康才是最值得我們關切的事。

廣義而言，健身氣功即是古代的「養生術」，古代養生術雖然項目繁多，但其主軸皆在練氣。明朝醫學家張景岳說：「凡病之為虛為實，為寒為熱，至其病變，莫可名狀，欲求其本，則止一氣足以盡之。蓋氣有不調之處，即病本所在之處也。」這段話指明，想要追求健康，氣是根本，一切疾病的發生都與氣的失常有關，練習健身氣功的目的，就是要防止身體的氣發生「不調」，必須讓氣血循環回歸正常，才能確保健康。

許多科學家曾對氣功做過實驗，**發現練習氣功時，大腦額葉、頂葉的神經元**

活動變得有序化，大腦皮層各區域電活動的同步現象加強。氣功家練功時的氣感，是由於腦內電流的振盪加大，產生神經脈衝送往身體各部，使組織器官、脈管經絡發生共振，促進我們身體各大系統產生諧調作用，這些實驗證明練習氣功能夠激發身體的電效應，具有治病健身的功效。

電能會消耗，因此身體的能量也會消耗。平日我們從事任何活動都在耗能，不但工作耗能，說話、看電視、聽音樂也在耗能，就連思考時大腦也會耗費許多能量。因此，我們每天都得利用睡眠補充能量，睡眠不足就會造成身體能量不足；而且，睡眠也是身體排毒的時間，熬夜的人，常會發現自己滿臉黑氣、眼似熊貓，而且頭腦昏沉、口臭難聞，顯示體內堆積許多毒素。

張君房《雲笈七籤・元氣論》說：「血氣晝行於身，夜行於臟。」白天需要工作，所以血氣運行於肢體外表；**睡眠時腦波改變，能量開始進入臟腑，由自律神經進行組織修復、生長以及排毒等工作。**睡眠是否足夠對健康影響很大，德國推行強制午睡的制度，因為他們認為午睡是身體充電的最佳武器，可以消除工作一上午的疲勞，東漢名醫華陀早就主張午時宜小睡或靜坐養神，認為對健康相當有益。

葛洪《抱朴子》：「自天地至於萬物，無不須氣以生者也。善行氣者，內以養身，外以卻惡……多炁耳，知之者可以入大疫之中，與病人同床而已不染。」身體能量高的人，免疫力很強，即使進入瘟疫之地也不會受到傷害。免疫力的強弱，取決於身體能量的高低，強大的能量為我們身體構築堅強的堡壘，可以避免疾病的侵襲。

人體既有生物電，也有生物磁，練習氣功即在引發一連串的電磁效應，能夠讓自己產生生物電及生物磁。直到上世紀六十年代末期，科學家才開始發現並研究生物磁場，測出心臟、肺臟、大腦、肌肉及神經都有微弱的磁場。道家所說的「練精化炁」，即是將身體的電場轉化為磁場，磁場具有穿透力，而且可以聽從意念指揮而行氣全身、排濁納清，讓我們擁有一個健康潔淨的身體。練習健身氣功不但能夠增強身體電能，日久功深，身體的磁場也會逐漸增強，與天地磁場同步共振而提升身心境界。

丹田是能量的儲存與供應中心

除了睡眠之外，還有什麼方法可以讓身體充電呢？孟子說：「**氣，體之充也。**」孟子所說的往身體裡面充氣，以現代話來講就是往身體裡充電，身體就像手機一樣，必須經常充電才能正常運作。

但是孟子所說的身體充電，指的不是在睡眠充電，而是在清醒的狀態下，運用特殊的方法自主的往身體裡充電，孟子又說：「**我善養吾浩然之氣**」，顯示孟子擅於練習氣功，中國歷史上精於氣功的前輩不勝枚舉，顯見練氣、養氣的功夫是中華文化的精髓。

但是，我們要如何往身體裡充電呢？手機必有一個電池才可以充電，而人身也有一個電池——丹田，**練習氣功即是以丹田為電池，練功必須氣沉丹田、氣聚**

丹田、意守丹田，不斷的在丹田裡積蓄能量。

明朝道士伍守陽《仙佛合宗語錄》說：「元精之根在丹田」，韓國《東醫寶鑑》也說：「下丹田，藏精之府也。」自古以來道家極為重視丹田的鍛鍊，即因丹田是人體的電池。建立丹田電池，練習氣功才有一個能量中心，可以用來藏氣、練氣、養氣。

曾慥《道樞》說：「元氣者，出於下丹田，流注於身。使其心常存於下丹田，久之神氣自在，諸疾不生。」丹田的元氣透過氣脈流注全身，使我們體能

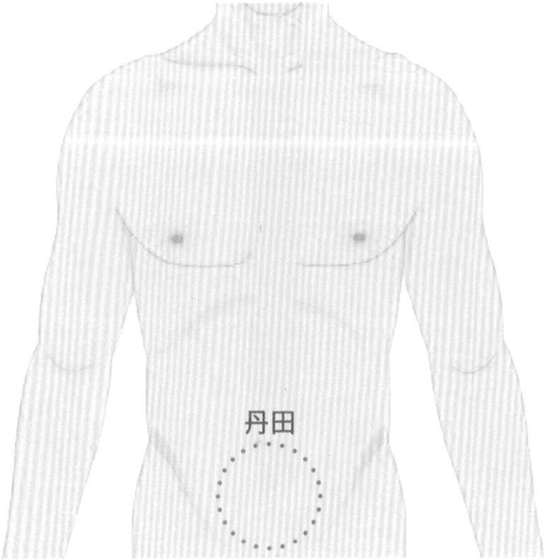

充沛，健康少病。《少林運氣宗法》也說：「**丹田是力源**」，丹田既是能量的倉庫，也是能量的供應中心，我們在活動肢體的時候必須用力，力量即是由丹田輸出的。人們進入中年之後，鮪魚肚越來越大，這時丹田空虛，腹力變鬆，體能也就逐漸下降。

丹田是人身的大電池，我們的身體還有數以百兆的小電池——細胞，丹田氣足，透過氣脈循行全身，就可源源不絕的供應能量給細胞，使細胞充滿活力而生機蓬勃。細胞是人體構成的基本單位，細胞健康，身體就健康，練習氣功能夠讓我們青春長生，其道理在此。

柳華陽《大成捷要》說：「**養成氣母永鎮下田**。」電的性質會四處流竄，同樣的，身體的精氣也是好動不羈的，我們不但要吸氣入丹田，而且要讓精氣乖乖的留在丹田，這叫做「藏精固氣」。

北宋道書《雲芨七簽・太清王老口傳法》說：「**初學人氣未入丹田，還當易散**。」初學者的丹田未經開發，靈敏度低，呼吸所得的氣常無法到達丹田正確的位置；而且初學者丹田蓄電能力不佳，精氣容易消散。丹田必須經過鍛鍊才能發揮功能，產生強大的吸力儲存能量。

人體只有丹田可以蓄電，因為電有火氣、會躁動，必須儲存在丹田才安全，因為丹田古稱「陰海」，裡面有陰氣可以平衡陽氣，氣才會在丹田裡長駐安定。此外，人體的能量，下半身偏屬電場，上半身偏屬磁場，初學氣功的階段，身體能量尚屬電場的性質，切忌將心意駐守上半身的穴道，尤其是頭部，否則將產生火氣薰蒸、頭昏腦脹的弊病。

練習健身氣功，必須鍛鍊丹田，以免丹田空虛，體能衰弱；尤其步入老年之後，由於細胞退化，精氣消散的速度加快，致使身體虛弱無力，疾病也油然而生。現今抗老醫學的研究，應該重視身體能量的鍛鍊與提升，方為治本之道。

身體攝取能源的兩個途徑

上文提及丹田充電的道理，但是充電必須要有電源，我們的身體電力有限，而且全身的器官都在用電，並無多餘的電力存入丹田，因此須向身外攝取。《黃帝內經》說：「**眞氣者，所受於天，與谷氣並而充身者也。**」這句話與孟子的主張相同，都指明了「以氣充身」的道理。但是，真氣到底透過什麼管道為我們的身體充氣呢？《黃帝內經‧上古天真論》有「呼吸精氣」的字句，可知精氣是經由呼吸攝取的。

同時，我們可以由「真氣與谷氣並而充身者也」這句話中得到一個結論：身體攝取精氣的途徑有兩個來源：一是谷氣，亦即我們日常的飲食；二是呼吸，我們吸進來的空氣也含有精氣，這兩種精氣必定性質相同，才能在身體裡合併，為身體充氣。

一九四四年，奧地利量子物理學家薛丁格（Erwin Schrödinger）在《生命是什麼?》一書中就指出生物體可以透過飲食和呼吸引入負熵，從而保持身體高度的有序狀態，因為人體的熵值增加是能量退化的指標，將造成內臟發炎的現象，必須透過飲食和呼吸攝取的新能量才能恢復正常。《黃帝內經》所言穀氣及呼吸充身的理論，得到了現代科學的印證。

我們吃進的食物會轉化為葡萄糖進入細胞，再由細胞的發電廠——粒線體（Mitochondria）製造ATP（三磷酸腺苷），ATP即是細胞進行新陳代謝的能量來源，細胞必須有能量才有活性。但是，有些人採用斷食療法改善健康，可以數天不進食；而且有些人練就辟穀功夫，更可以數月、數年不吃，在這種情況下，細胞沒有葡萄糖可供發電，身體的電能就須由呼吸供給，此一現象顯示食物與呼吸所攝取的能量皆為人體所需。

道家的呼吸吐納的原理即是經由呼吸攝取空氣中的能量，經過長期的修煉，得以改變身體的能量。瑜伽的「普拉那呼吸法」（Prana Breathing）也指出：普拉那是能量的源頭，它能讓你的細胞恢復生機和活力，認為經由呼吸可將生命之氣（Pranamaya Kosha）輸往全身的每個細胞，讓細胞貫注能量並清理廢物。

修煉的人有「氣足不思食」的現象，平日不感到飢餓，或飯量很小，但精神、體力都很充足。《山海經》中就有「食氣」的記載：葛洪根據烏龜不進食也能長壽的道理，認為人也可以「法其食氣以絕穀」。即使在目前科學昌明的時代，也常出現有人可以長年不食的報導，最近日本出版《不吃的人們》一書中，三位作者分別敘述了他們辟穀的情形，其中秋山佳胤已經六年滴水未進、森美智代長期每天只喝一杯蔬菜汁、山田鷹夫也已連續三年不吃，而且他們的身體都很健康。

明朝名醫李時珍《奇經八脈考》說：「**膻中者，爲氣海。**」經由呼吸從外界吸進來的能量，匯聚在膻中，以供給心跳所需的電力以及全身所需的電能。呼吸既攝取氧氣，也攝取電能，因此，只要呼吸停止，電力也告中斷，心跳隨之停止。當我們在實施心肺復甦術（CPR）時，只要讓患者恢復呼吸，心跳也立即重新啟動，顯見呼吸是人體攝取電能的管道。

邱處機《大丹直指》說：「**使呼吸至根蒂，吸自外而內。**」根蒂即是丹田，我們心守丹田的時候，就指引了一條路徑，讓呼吸而來的能量進入丹田，這個過程，即是道家呼吸吐納的功法原理。西方科學家一直對「氣到丹田」抱著懷疑的態度，其實，呼吸時空氣雖只進入肺臟，但空氣中所含的能量卻可以進入丹田，使我們的身體能夠儲備能量。

《黃帝內經》說：「**氣之不得無行也，如水之流。**」水不流動，日久必定腐敗，同樣的，人體的精氣必須循環不停，才能維持健康。精氣的循環以全身的經脈做為通

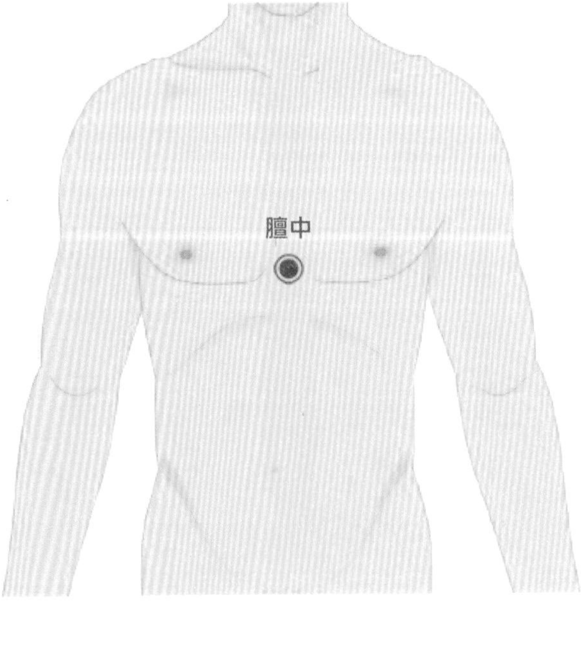

路，經脈即是人體的交通系統。

《黃帝內經》說：「經脈者，所以決生死，處百病，調虛實，不可不通。」練習氣功，除了能量的攝取之外，能量的輸送也非常重要，經脈必須保持暢通，器官才能得到氣血的滋潤，一旦經脈阻塞，營養無法送達全身，體內的毒素也無法外排，各種疾病就相應而生。練習健身氣功，基本上每個動作都要配上呼吸，利用肢體動作導引呼吸所得的能量循行經脈，以促進氣血循環。

鐘離權《靈寶畢法》：「人之致病者，惟陰陽不和。」所謂的陰陽不和，即是一方偏盛，陽屬火，陽盛則熱；陰屬水，陰盛則寒，過熱或過寒都會發生疾病，所以練習氣功必須「調火候」，讓身體陰陽平衡，不過熱也不過冷，才能處於健康舒適的狀態。

第五章

如何選擇一套良好的氣功課程

一套良好的氣功課程，必須包含觀念正確、理論嚴謹、招式簡易、功法完整、效果顯著等幾個重點。

提供給現代人學習的氣功課程，必須適應現代社會的潮流，避免局限於陳舊的思維，擺脫古時閉門授徒的陳規，走進社會，親近社會，才不致造成與新時代脫節的現象。科學時代的健身氣功課程，必須考慮現代社會的環境，根據氣功健身的原理，採用新的觀念重新設計，才能因應現代社會的需要。

至於什麼樣的課程才符合科學標準呢？依筆者的淺見，一套良好的氣功課程必須包含下列幾個重點：觀念正確、理論嚴謹、招式簡易、功法完整、效果顯著，茲分述如下：

觀念正確

學習氣功，不應只是著重於練什麼功法可以治什麼病、練什麼功法可以強化哪個身體部位、練什麼功法可以減肥之類的需求，而是必須先了解氣功的健身原理。

「健身氣功」顧名思義，其主角在「氣」，因此練功的目標應指向氣的鍛鍊。氣無形無色，用肉眼無法觀察它的變化。練習健身氣功，在練習每個招式的過程中，氣如何產生、如何流動、如何強化，都必須親身體驗才能瞭解，這些機制無法單從運動醫學的角度來解釋。而且，如果單純從運動醫學來分析或評斷練習氣功的效果，就會變成「健身運動」，而非「健身氣功」。

如果不瞭解練氣的原理，在練習健身氣功時採用的是「運動」的觀念，而不是「氣功」的觀念，兩者所產生的效果將相去甚遠。

不論是運動或武術，過度的練習容易造成傷害，許多太極拳選手的膝關節都出現問題即是一例。同樣的，練習氣功也須考慮個人的體能狀況，循序漸進，適度練習即可。

理論嚴謹

在中國古代，如果一個人想學氣功，必須四處訪道求道，歷經千辛萬苦，直到師父願意收為徒弟，才有入門學藝的機會；而且學習的過程極為漫長，往往熬了幾年才學到丁點兒功夫，例如呂洞賓跟隨師父鍾離權多年，經過十次的考驗，鍾離權才願意收他為徒。反觀現代社會，老師精心安排的課程，你隨時可以報名上課；書本上、網路上還有豐富的資訊可供參考，這是現代人才能享有的福份。

名師不一定是明師，氣功教學最怕以盲導盲，誤人誤己。我們學習氣功必須慎選課程，最好是明師編寫的教材。如何才能稱得上是一個明師呢？首先就要考慮的條件是，**老師必須有好的傳承，因為氣功修煉的關鍵在於正確的心法，而**

心法是歷代前輩經過長遠歲月練功的心得結晶，是口傳心授代代相傳的，如果沒有好的傳承，就無法得知練氣的奧秘，也無法傳授理想的功法，跟著這樣的老師學習，往往耗盡光陰毫無寸進。

同時，練習氣功的過程有些禁忌，一個好的老師知道如何避免犯忌，知道如何調整火候、如何掌握功夫的進度，這其中包含許許多多的心法及訣竅，唯有明師才能帶領我們順利學習。

學習氣功必須努力、有恆，更必須尊師重道，對老師不可有不敬的行為。有謂「若要功夫好，跟著師父跑」，除了上課時間之外，平時亦應多與老師親近，老師常會給與多加指導。

招式簡易

宋代著名養生家蒲虔貫著有《保生要錄》一書，該書是蒐集前人養生之精華，並加入了自己的實踐體會而編成的，作者鑑於古傳導引術極其繁雜，老弱之人不易練習，於是將這些導引術加以簡化，寫入《調肢體門》之中，使導引術變得簡單易學。

健身氣功的推廣對象既然是社會大眾，簡單易學當然是重要條件。民眾的教育程度人人不同，而且體能狀況也人人不同，如果課程的難度過高，普及的效果勢必大打折扣；尤其老年人學習能力較差，如果招式太過繁複，學習的過程必將產生困難。

中國自古以來的練功書很多，例如冷謙《修齡要指》、周覆靖《赤鳳髓》、羅洪先《衛生真訣》、曹元白《保生秘要》等，這些書所提供的導引術大部分是單招，亦即招式各自獨立，每個招式鍛鍊不同的身體部位。此外，也有多招組合而成的導引術，例如唐代司馬承禎、南朝陶弘景等人提倡的功法，一組招式動作連貫，一氣呵成。兩者相較，組合式的導引術必須多費些時間學習。

目前，健身氣功採用的教材最主要的是八段錦、易筋經、五禽戲，八段錦共有八式，易筋經有十二式，五禽戲雖只有五式，但一式兩招，加起來也有十招。以上這些教材都是組合式的導引術。此外，學習太極拳的人也很多，太極拳分為十三式、二十四式、四十二式、七十四式等多種，招式更為複雜。這一類的組合式套路，民眾想要完全學會，可要花不少時間；老年人更是隨學隨忘，不容易學好；何況這些功法中有些動作難度頗高，對老年人及體弱多病者而言是一項困難的挑戰。

清末尊我齋主人《少林拳行秘訣》一書指出：「氣功之說有二，一養氣，一練氣。」上述所提及的各種功夫，其作用不外乎活動關節、拉筋柔骨、強化力氣等，屬於練氣的範圍，至於養氣，則需採用道家的呼吸吐納的功法。

套路雖然打起來較有美感，但是推展全民氣功應以簡單實用為原則。如能**採用單招課程，則相對簡單易學，也許不需教練在旁長期教導，民眾就能在家自主練習。**

功法完整

修煉氣功必須動靜兼修，在動的方面，任何肢體的動作，都在導引氣的流動，所以稱為導引術即可。但是，採氣、養氣、練氣、化氣等功夫卻必須依靠靜坐。《性命圭旨》說：「**精化爲炁者，由身之不動也。**」練習健身氣功，除了利用導引術讓身體氣血流通之外，也必須練練習靜坐，才能攝取、儲存能量，達到養氣的效果。因此，修煉氣功的方法應該包含導引及靜坐，兩者缺一不可。

張景岳《類經》說：「**導引謂搖筋骨，動肢節，以行氣血也。**」《黃帝內經》也說：「**骨正筋柔，氣血以流。**」導引術的原理是藉用肢體的鍛鍊使筋長骨軟，導引氣血的流動，目的在打通阻塞，讓氣血順利循環。但是導引術只是氣功的一部分，如果健身氣功的教學只傳授導引術，其實功法並不完整。西方人士常認為太極拳就是氣功，太極拳雖有助於練氣，但太極拳並不等於氣功。

《聖濟總錄》說：「**元氣難積而易散。**」練功一旦荒廢偷懶，元氣就會逐漸消失，經脈又告阻塞，因此導引術有一個特性：「練就有，不練就沒有。」同樣的道理，運動能夠讓身體感到充滿活力，但是這種感覺只能維持一段時間，必須持續的運動，一段時間不運動，身體又會感到疲累。

俗話說：「練拳不練功，到老一場空。」八段錦、易筋經、五禽戲等導引術，屬於「練拳」的範圍，因為練拳是在「用氣」，青年時身體氣足，打拳虎虎生風；年老時身體氣衰，打起拳來便有氣無力。西方武術家上了年紀即失去威力，而東方武術家越老功夫越高，即因前者不練功，而後者的內功卻隨著歲月增長。

部分氣功教室雖然也教授靜坐，但大都只是強調靜坐放鬆身心的功能，很少教授靜坐練氣養氣的方法。靜坐時身體雖然不動，但其修煉內容包括呼吸吐納、守竅、溫養、開竅、感通、行氣、排濁等，依修習階段的不同，可以增進健康，也可以提升性靈。民眾在練習的時候，雖然不必要求自己達到極高的修為，但是**氣功修練自有一套動靜兼修的基本功法，功法完整，促進健康的功效才能充分發揮。**

效果顯著

有謂：「有意練功，無意成功」，練功最貴有恆，只需每天照表操課，日久必然功深。練功不可存有預期心理，有些人練了幾天功夫，就一心想著：「我什麼時候通任督、行周天？」、「我什麼時候變成氣功高手？」這種心態反而造成練功不專心，妨礙功夫的進步。

話雖如此，但是練功如能夠在短期內見到效果，的確可以增加學習的信心。練習健身氣功如果見效太慢，對於推廣的工作將造成不利的影響，因此，效果顯著也是課程設計必須考量的一個重要因素。

現代人生活緊張忙碌，由於工時長，每天所剩時間有限，練習氣功必須有妥善的作息規劃。現代人大多數不能吃苦耐勞，練功不易堅持，因此氣功教學應該採取輕鬆活潑的方式，藉以提高民眾的學習興趣。

一套安排得當的氣功課程，在短期內見效並非不可能。**本書下半部提供的功**

法，筆者曾多次開班授課，學員們經過兩、三個月的鍛鍊之後，大多數體能變佳了，氣色變好了，健康有了進步，因而增強永續練功的信念。老子說：「上士聞道，勤而行之」，心動不如行動，大家一起來練功吧！

第二部

功法篇

健身氣功十式

基於前述的氣功修煉原理，筆者根據練功三十餘年的心得，並參考歷代道家前輩的養生之道，針對現代社會的需要設計了一套功法，名為「健身氣功十式」，本課程以培養能量、暢通氣血為總綱，利用肢體的運動及呼吸的調控增進健康，由於功法簡易，男女老少練習皆宜。

筆者向以氣功的義工自居，除了著書解析氣功原理之外，並長年在網站上與各界氣功愛好者交流，討論氣功相關問題。二〇一四年初，中華科技大學推廣教育中心邀我舉辦「氣功班」，於是將歷年來練習的功法加以歸納整理，編成「健身氣功十式」做為教材。本教材編成之後，預先公開於網站上供網友練習，觀察網友練功的心得，以做為教材調整改進的參考；中華科技大學正式開班授課之後，又於多處場所陸續開課，為期兩個月、三個月不等，證實教學效果良好，上過課的學員都覺得健康大有進步。

本課程如今集結成書，特地增加幾個章節說明氣功的健身原理，全書分為「理論篇」與「功法篇」兩大部分，讀者若能理論與功法兩相對照，練功必然更加順利。

本課程適合初學者從零學起，學過氣功的朋友也可做為參考。本課程在練習的份量、火候上都經過精心的設計，練功的讀者對課程內容最好能夠細心研讀、充分瞭解，照著書上的要領練功，以免失之毫釐，差以千里。此外，在每一招式的末端，我特別選錄部分網友練功的心得，提供給讀者做為參考。

第一式 開通陰竅

功效

開通身體接地電路，啟動身體氣機；使身體能量處於陰陽平衡狀態，避免上火。

家用電器偶而會漏電，相信許多人都有觸電的經驗，預防的方法就是將電器用一條電線「接地」，漏電的情形就不會發生。因為在科學上，接地通常被認為是一個電荷吸收槽，可以無限制的吸收電流，因此電器接地就變得安全。

練習氣功最常見的偏差就是「上火」，發生身熱、長痘、口臭、牙齦發炎等現象，因為練習氣功初期所攝取的陽氣，性質類似陽電，因此必須利用功法導引身體的電流往下流動接地，才不會造成陽盛過熱的現象。況且，人體常易累積靜電，靜電多了會損害我們的神經系統，接地也能釋放身體的靜電，對健康有益。

我國現存最早的氣功理論《行氣玉佩銘》說：「**行氣，深則蓄，蓄則伸，伸則下，下則定，定則固……**」練氣的原則是：必須先將氣導引向下流動，進入身體的深層，甚至進入地裡，氣才會變得平和安定。氣功教學應以安全為優先考慮，因此本課程開宗明義即安排開通陰竅一式，因為在練功的過程中，呼吸所攝取的能量多為陽電，因此必先開通陰竅接通陰電路，才能使身體的能量處於陰陽平衡的狀態。

功法步驟：

1

掃描 QR CODE
即可觀賞動作影片

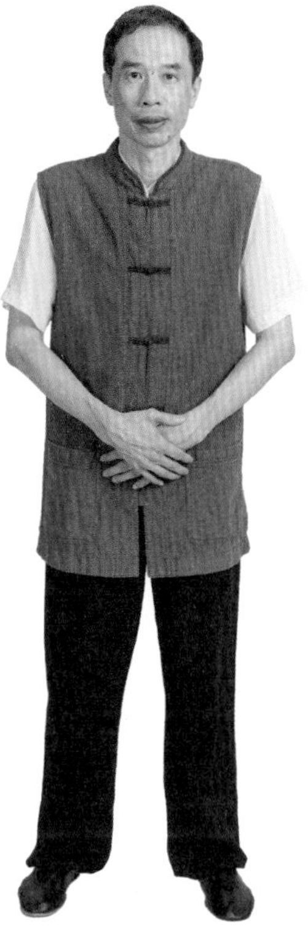

1 立身中正，兩腳打開與肩同寬，雙掌交疊置於小腹。

2.3

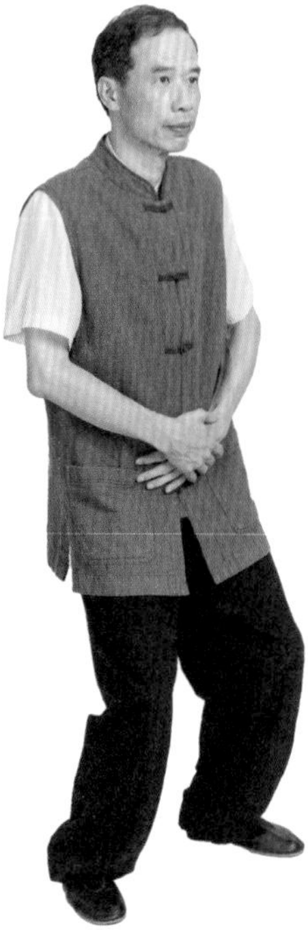

4

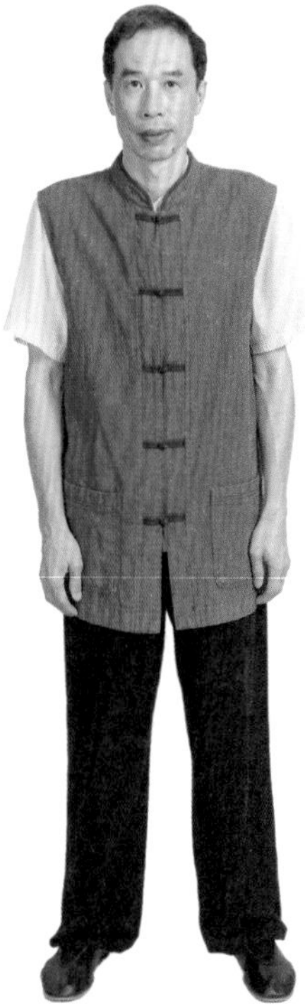

2

身體微微下蹲，同時微微吸氣（不要吸飽），然後停止呼吸。

3

用力將會陰往上提，提一秒鐘之後放鬆，然後再提，一共提6次。

4

恢復立正姿勢，緩緩呼氣。

5

做完以上1～4動作稱為「一口」，重複練習，做完18口稱為「一功」。

功法原理：

上古丹訣云：「當呼吸之機，則從陰竅迎歸爐」，歸爐的意思即是「存入丹田」，經由呼吸所攝取的能量，必須運用陰竅才能順利的儲存在丹田。自古就有「陰竅一穴秘不宣」的說法，道家前輩將陰竅的運用視為一大秘訣，不肯輕易洩露，因此長久以來，大部分的人都不知道練功必先開通陰竅，只知道「提肛」，肛門在身體的後半部，接通地電的效果不佳，而且提肛可能導引火氣上行背部，造成背部穴道阻塞而疼痛不適。

李道純《後天串述》說：「尋氣以陰竅為先。」張伯端《八脈經》也說：「一炁之祖，採之惟在陰竅為先，此脈才動，諸脈皆通。」沒有練過氣的人，身體的氣非常微弱，沒有氣感，因此練功必先開通陰竅，比較容易啟動身體氣機，繼而打通全身經脈。

陰竅與會陰不同，陰竅的位置在會陰的上方，陰竅與會陰本來是分開的，必須將會陰往上提才能觸及，這個動作稱為「提陰竅」，為什麼不叫「守陰竅」呢？因為初練陰竅必須一提一放，不可長久意守，否則會出偏差。

陰竅是人體接地的插頭，陰竅練通了，就能攝取陰電，「陰足陽自來」，因為陰電可以吸引陽電，陽電必然朝向陰電流動，提陰竅能讓丹田充滿陰電，呼吸所攝取的陽電自然就容易進入丹田。

同時，陽電屬火，練功時如果陽電過盛必定上火，造成渾身燥熱、胃脹、胸悶等現象，因此，必須給予陽電一個「出路」，提陰竅能讓陽電與土地的陰電交流，成為陰陽平衡的狀態，此一過程稱為「水火既濟」。關尹子《文始真經》說：「**意守下部陰竅可潛陽**」，這句話明白指出，開通陰竅才能解決陽電過盛的問題。

美國科學家克林特．歐伯（Clinton Ober）在《接地氣》（Earthing: The Most Important Health Discovery Ever!）一書中指出：大地是最好的醫生，可以修復體內抗氧化系統，對抗自由基。他建議人們常以赤腳踩在地面上，接收到來自腳下大地的能量。接地氣的作用在「調節電勢的身體」，因為身體的發炎、疾病、疼痛，都是電子不足的徵兆，接地氣能讓身體迅速從大自然中吸收電子，釋出體內多餘的電荷，讓體內電場重新回復平衡，排除造成慢性發炎、癌症與多種疾病的自由基，因此，大地是治療萬病的療癒之源。

《八脈經》又說，陰竅「**在坤地尾閭之前，膀胱之後，小腸之下**」，指的就是前列腺的位置，一八五七年《西醫略論》曾稱之為「膀胱蒂」，現代醫學又名攝護腺。醫學家發現，前列腺素可以提高神經細胞之放電速率及神經纖維的傳導速度，證明陰竅具有導電的功能。常練陰竅，陰竅能量充足，可以促進局部的血液循環，預防攝護腺發炎、腫大的症狀，也可改善夜間頻尿的現象。

本功法在練習提陰竅時暫停呼吸的動作，名為「閉氣尋竅」，因為閉氣有助於集中注意力在陰竅上面，比較能夠鎖定陰竅的正確位置。

在這裡我要特別強調的是：初練開通陰竅這招功法，大多數的人並無任何感覺，必須耐住性子慢慢體會，無需心急，每天有恆練習，練功日久，陰竅自然會漸漸出現。當有一天你一提陰竅，它就通電，開通陰竅的工作才算大功告成。

網友練功心得節錄

蔡安勝：以前我練呼吸吐納，常感口乾舌燥、背部疼痛，上了老師的課，學會開通陰竅之後，就再也沒有上火的問題，吸氣時感到氣流向下丹田，讓人不禁讚嘆老祖宗的智慧。

湛若水：練習呼吸吐納本就容易上火，大概你常提肛，所以會背部疼痛。

呂宗祐：有點難以啟齒，我提陰竅時，陰莖也會被提起，不知用的肌肉對不對？

湛若水：你提太前面了，陰竅的正確位置在前七後三之處，距小便七分，距大便三分。

陳阿利：我練了一會兒，感覺是丹田與會陰間的呼吸法，引動腳與地面的氣呼吸。

Tai Ki：這幾天練提陰竅，感覺是一提陰竅，雙腳心就麻，好像腳心會吸氣。

湛若水：你們兩位有練功基礎，一提陰竅，即與地氣連通，這就是接通地電的現象。

楊　銘：每次遇到陽氣過盛的情況，我都是利用提肛來調整，但總覺不太順利，改為老師教的提陰竅之後，效果比提肛好，沒有陽氣過盛的問題了。

湛若水：陽氣過盛很難控制，陰竅練得好，身體的氣場就比較安定。

第二式 拍打丹田

功效

活化丹田，增強丹田蓄電功能；促進腹部血液回流，暢通氣血循環。

上文談及丹田是人體的電池，但是丹田為什麼能蓄電呢？我們以嬰兒的呼吸做為說明：三歲以前的嬰兒行的是腹式呼吸，嬰兒睡覺時，小腹一起一降極為明顯，這種腹式呼吸現象是自然發生的，不似成人必須用心用力起降丹田，因為嬰兒的丹田具有很強的吸力，而且嬰兒的任脈是暢通的，因此能讓呼吸得來的能量毫無阻礙的進入丹田。

但是，長大以後，任脈逐漸阻塞，能量行進的路線中斷，丹田的吸氣的功能也逐漸退化，以致能量無法進入丹田，所以《性命圭旨》說：「**一切常人呼吸，皆隨咽喉而下。至中脘而迴，不能與祖氣相連。**」句中的「祖氣」即指丹田，成人呼吸時，能量只能到達橫膈膜，無法連接丹田，因此，成人的丹田必須重新加以鍛鍊，提升它的吸電功能，以便將呼吸得來的能量存入丹田。

武術家非常注重丹田的鍛鍊，並將鍛鍊丹田的功法分為氣到丹田↓氣滿丹田↓氣壯丹田三個階段，透過揉轉、拍打等方法，以增強丹田的吸力，並擴大丹田的體積、增加丹田的密度。有謂：「**丹田者，氣力之府也。**」氣力是由丹田發出的，武術家的丹田鍛鍊得越強固，出擊的威力越大。我們練習健身氣功，倒不必像武術家一樣鍛鍊出一個強力的丹田，只要讓丹田活化、產生吸力，具有蓄電功能即可。

功法步驟：

1

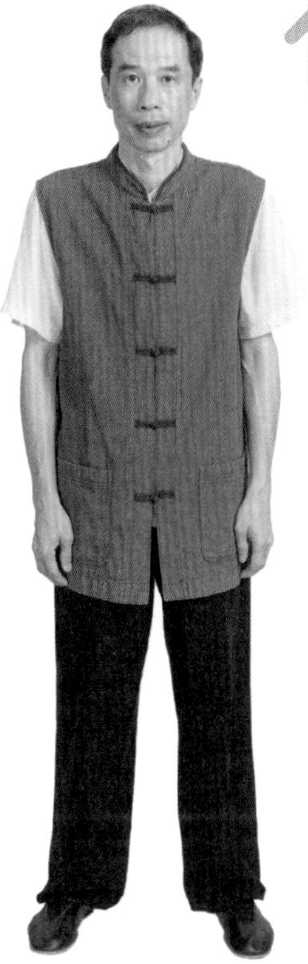

1

立身中正，兩腳打開與肩同寬。

掃描 QR CODE
即可觀賞動作影片

2

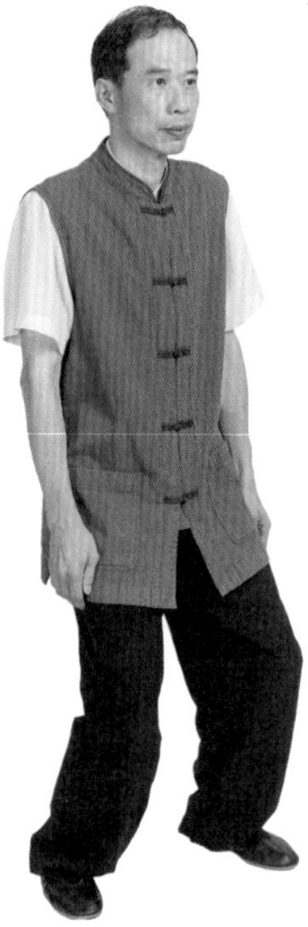

3

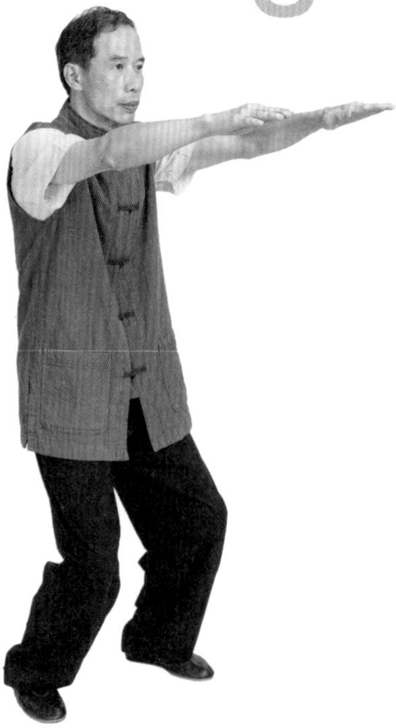

2

身體微微下蹲，同時微微吸氣（不要吸飽），然後停止呼吸，用力將陰竅往上提。

3

兩手手掌向上升起與眼睛同高，左手掌以自由落體的方式下降拍打丹田，拍打後立即升起，輪由右手掌向下拍打，雙掌輪流一共拍打8下。

4

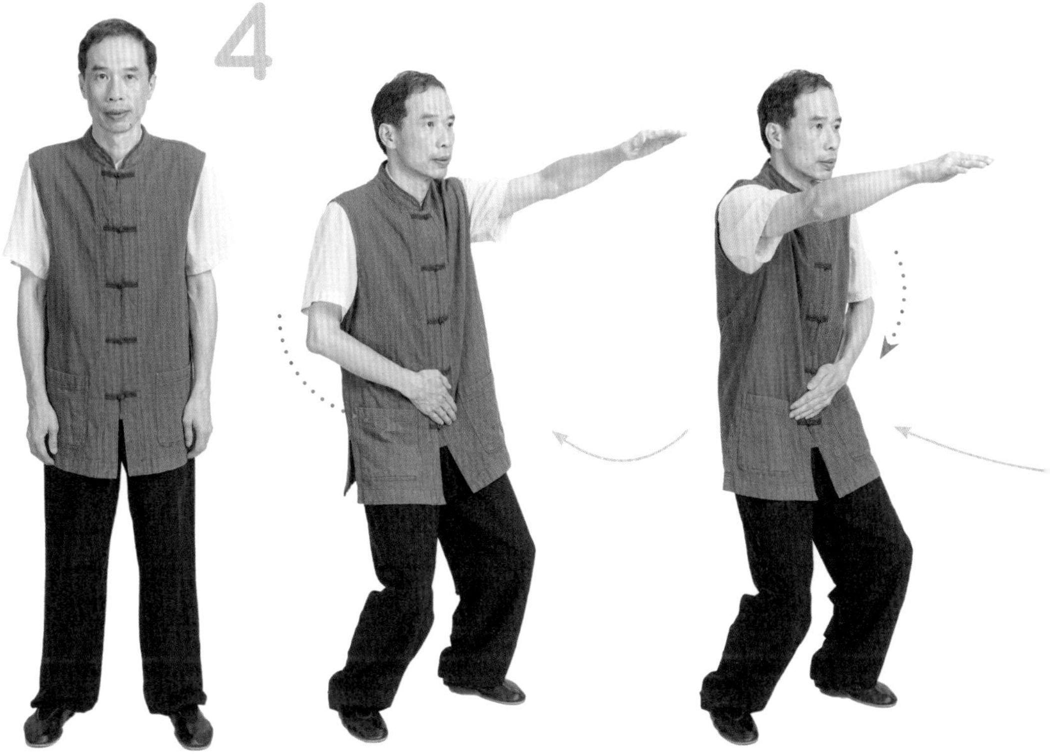

4 恢復立正姿勢，緩緩呼氣。

5 做完以上1～4動作稱為「一口」，重複練習，做完8口稱為「一功」。

功法原理：

練習這個功法，**拍打的部位限定在肚臍以下的小腹，不可超過肚臍以上。**初學者手掌下落拍打時，不需加力，只使用手臂自由落下所產生的重力拍打即可。練功日久，丹田強度增加，則可逐漸加重拍打力道。

成人的丹田氣場已經變得很衰弱，鮪魚肚更是肚皮無氣造成的肌肉鬆弛現象，古人說：「肉由肚皮老起」，肚為「肉之土」，肚皮鬆弛，全身的肌肉隨即跟著老化。看腰圍可以知健康，男生腰圍以九十公分，女生腰圍以八十公分為警戒值，根據國民健康署統計，四十歲以上男性腰圍超標的人，身體變得肥胖，有代謝症候群的比例高於六成，而且也會增加罹患心血管疾病的機率，可見保持肚皮的彈性對維護健康而言是很重要的。

為什麼拍打能夠強化丹田呢？《黃帝內經》說：「陽者衛外而爲固也。」陽氣具有保衛身體的作用，當我們的身體遭受外力攻擊時，身體的陽氣就會朝著遭到攻擊的部位流動以茲保護。拍打丹田時，小腹肚皮不斷受到外力攻擊，陽氣持續向丹田集中，因而產生丹田聚氣的效果，小腹的細胞也因此活化，肚皮變得堅實且富有彈性；同時，氣脈的源頭在丹田，拍打產生壓力與震動，氣會沿著氣脈竄流全身，利於打通身體的阻塞；同時，增加腹壓可以壓迫血液回流，促進循環的順暢。

醫學家發現，一切慢性疾患都可以在腹部找到相應的阻滯點，腹部的阻滯點也許是一個硬塊，也許是一個痛點，也許是一個氣團。利用拍打丹田的動作，能夠震盪腹部的肌肉與血管，使沉積物不易滯留其中，有助消除腹部的阻滯點，改善慢性病。

網友練功心得節錄

呂宗祐：若不提陰竅，光站樁與拍打丹田，久之陰竅會自行開啟嗎？

湛若水：站樁雖能牽動陰竅，但很難完全開竅。提陰最好專練比較確實，以後要使用陰竅時，才能靈敏反應。

簡宏仁：最近練了拍打丹田，感覺精神不錯。但有出點痧。

湛若水：出點痧沒關係，開始不要拍太用力。練久了丹田有氣，才可以逐漸增加力道。

Hakim Zhang：開通陰竅練了七天，今天開始練拍打丹田，結果「顧頭不顧尾」，手一拍，陰竅就忘記提了；或者手一拍，就憋不住了。

湛若水：拍打丹田時，注意力集中在丹田，不管手部動作。初學者不懂運氣到丹田，拍打時不要憋氣，否則氣會上浮。

第三式 拜天式

功效

活動脊椎，拉筋通氣；強健脊椎關節及筋肉，壯腰固腎。

《易筋經精義》說：「原夫人體骨髓以外，皮肉以內，四肢百骸，無處非筋，幕絡全身，通行氣血。」筋就是西方醫學所稱的韌帶，韌帶支撐著我們全身的骨骼，並使全身的關節得以曲展活動；而且筋是身體行氣的主幹，負責將能量運抵全身。中醫指出，人的身上共有四八五道大筋，這些筋擔任著約束骨骼、通行氣血的任務，筋的強弱對人體健康影響很大。

《黃帝內經》說：「骨正筋柔，氣血自流」，反過來說，脊椎歪斜、筋縮筋緊都會阻礙氣血的流通。因此，我們在運動之前必須先做暖身操，目的就在讓筋柔軟，方不易發生運動傷害。其實，導引術、瑜伽、體操的主要作用都是拉筋通氣。

現代醫學稱拉筋為「伸展運動」，根據醫學實驗得知，伸展運動能夠促進血液及淋巴液流通；柔化過緊的肌肉、筋腱和關節，使之保持靈活；並能減輕關節所受壓力和損蝕，避免體態變形和運動傷害。因此，練習健身氣功，必須善用拉筋動作，使韌帶柔軟通氣，促進氣血循環。

功法步驟：

1

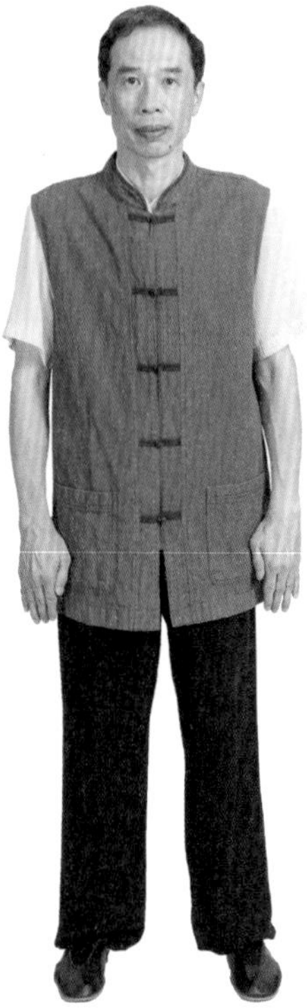

1 雙腳打開與肩同寬，雙手自然下垂，掌背朝前。

掃描 QR CODE
即可觀賞動作影片

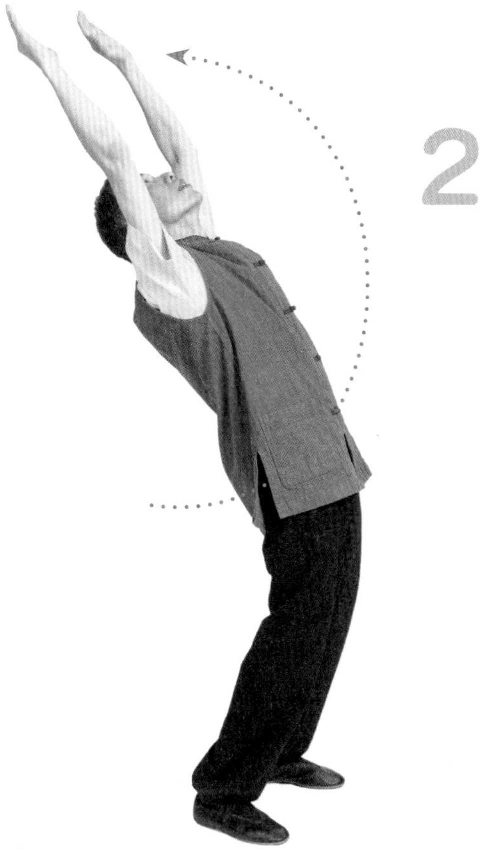

2

雙手緩緩向前、向上舉起，超過頭頂之後，雙手與身體繼續向後彎曲到達頂點。

3

當雙手開始舉起的同時開始吸氣，身體彎曲到達頂點時，姿勢保持不動，停止呼吸3秒鐘。

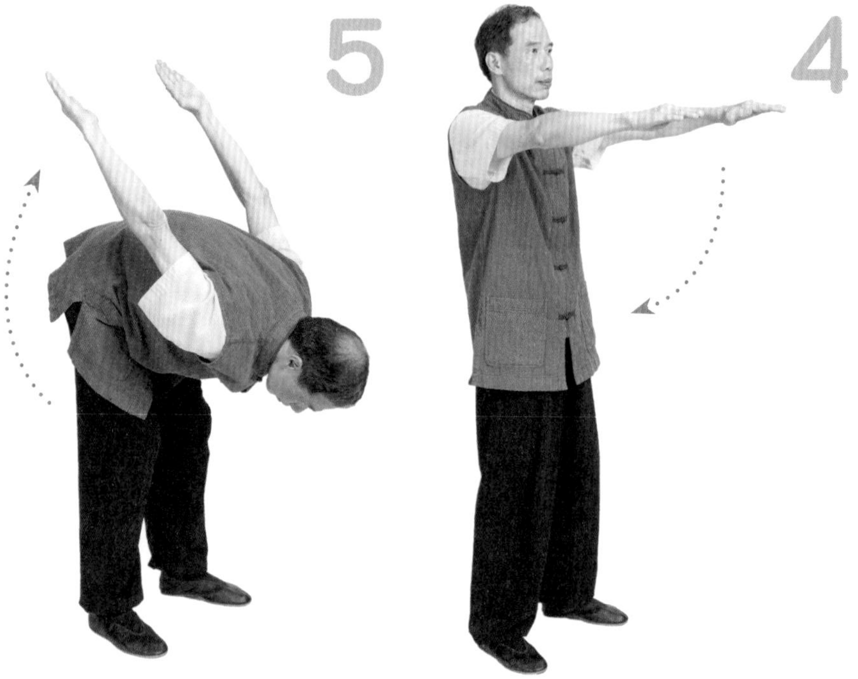

4

雙手及身體緩緩回正，並繼續向前、向下彎腰，直到雙手向後、向上舉起到達頂點。

5

當雙手開始回正的同時開始呼氣，身體下彎到達頂點時，姿勢保持不動，停止呼吸3秒鐘。

6

做完以上1～5動作稱為「一口」，重複練習，做完8口之後，吸氣回復立正姿勢，稱為「一功」。

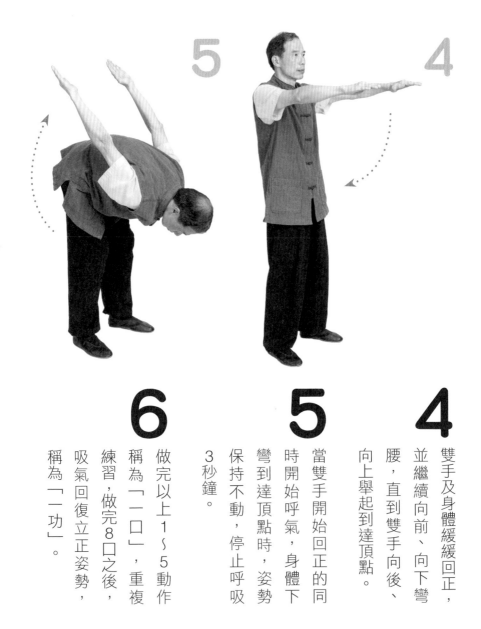

功法原理：

導引術的作用離不開兩個範圍：一是拉筋通氣，二是活動關節。俗話說：「筋長一寸，壽延十年。」筋有氣則長，無氣則短，氣的強弱主宰著筋的長短，因此筋的長短會影響壽命。如果將骨架比喻為鐵橋，筋就是支撐鐵橋的鋼索，筋有了氣的滋潤，才會變得堅韌柔軟，拉筋的作用就是讓筋通氣。關節的四周都被筋所包圍，筋不通氣則變得又硬又緊，造成關節緊繃痠痛致使關節不靈活；而且筋不通氣則包覆關節的約束力減弱，關節骨頭就容易移位。

《黃帝內經》說：「**七八肝氣衰，筋不能動。**」人老筋縮，因為肝主筋，上了年紀肝臟功能減退，筋得不到肝氣的滋養，就會發緊、發硬，此即老年人關節不靈、身材萎縮的原因。

莊子說：「**緣督以爲經，可以保身，可以全生，可以養親，可以盡年。**」督脈供應身體活動的力量，背氣暢通，健康大好，並可以延長壽命。拜天式後仰的動作可以拉伸身體前面的筋絡；彎腰的動作可以拉伸背後的筋絡，在一仰一俯之中，造成前身與背後的筋柔軟通氣，相當有益健康。

「拜天式」是擷取八段錦「兩手攀足顧腎腰」一式的部分動作演變而來，腎在人體中被稱為「先天之本」，其功能主藏精納氣、生長發育、造骨生髓，並擔任過濾血液排洩廢物的工作；「拜天式」通過身體的前屈後伸，鍛鍊人體脊柱、腰椎及督脈，能夠發揮壯腰固腎的作用。

養生家說：「骨從腰老起」，其實腰部的保健重點不在腰骨，而是腰椎周圍的筋絡與肌肉，因為胸椎以上、骨盆以下都有較為堅強的骨架支撐，但腰椎只有單獨一根脊椎支撐著上身的重量，全靠腰椎周圍的筋絡與肌肉幫助撐持。練習拜天式，可以鍛鍊核心肌群，預防腰部受傷。

許多人到了中年常有腰痠的毛病，平時彎腰洗臉、洗碗，不多久便覺腰痠難當；也有不少人常常扭傷了腰，久治不癒。此外，椎間盤突出症為經年累月導致的變性疾病，造成坐骨神經痛、下背痛、下肢麻木等症狀，因此平日應當保持適當的姿勢包括站姿、坐姿與行走姿勢，搬運重物也要小心，以避免傷及椎間盤。常練「拜天式」鍛練腹肌與背肌，增加核心肌群的強度，可以預防椎間盤磨損，老來也能脊樑挺直，不致彎腰駝背。

在拉筋過程中，力量宜由小而大，才不致受傷。**練習「拜天式」之前，最好預先稍為按摩腰部周圍的筋肉使之鬆弛，以免練習時扭傷。全程動作速度應緩慢均勻，不可忽快忽慢，才能保持呼吸的細勻深長，增加練氣的功效。**

網友練功心得節錄

翠 兒：老師，練了幾天拜天式之後，覺得身體比較輕鬆。

湛若水：拜天式是身體前後的拉筋，身體通氣之後，就會感到輕鬆。

Peter Tang：請問老師，「筋長一寸，壽延十年。」的「筋」是指「肌腱」還是指「肌肉」呢？

湛若水：中國人所說的「筋」，就是西方醫學所指的韌帶。

Jason：這幾天狠下一番功夫，加強火力、好好練了拜天式，發現乖乖不得了，竟然有意想不到的效果！

湛若水：同一式功夫，份量可輕可重，其中包含許多變化。

第四式

托天搖柱

功效

改善脊椎側彎症狀，調整體態；端正脊椎，避免內臟神經遭受壓迫。

養生家說：「骨正・筋鬆・脈通」，一旦骨不正，筋就會受到拉扯，氣脈也就容易阻塞。人體全身的骨骼構造，以脊椎為主要骨幹，脊椎是否端正足以左右行氣的順暢與否，對健康的影響很大。

日本細胞學權威太田成男博士《變年輕的技術》一書指出，「正襟危坐」的姿勢能夠增加細胞粒線體，讓人變得年輕。粒線體是身體的發電機，粒線體增加，表示細胞活化，再生能力提高，所以使人充滿年輕活力。正襟危坐即是中國人所說的「脊樑挺直」，這就是養生家強調骨正有益健康的道理。

但是，一般人脊椎不正的情形相當普遍，據統計，患有脊椎側彎的人約占總人口的五％，發生率女與男之比率為九：一，可見女性脊椎側彎的情形比較嚴重。

但以上的統計是以側彎超過十度的情形計算，小於十度的患者更遠超此數，我們觀察身邊的人群，可以發現很多人的頭部偏離身體的垂直線，顯示有輕重程度不一的脊椎側彎。

脊椎側彎分為C型脊椎側彎、S型脊椎側彎兩種。脊椎側彎造成的影響，除了外觀難看，還會導致骨盆、肩膀及胸腔的結構變形，造成中樞及末梢脊椎神經受到壓迫，產生疼痛及肌肉無力的症狀；如果脊椎偏斜持續惡化嚴重彎曲，連帶會造成胸椎彎曲旋轉，使肋骨旋轉、胸廓變形，壓迫心肺及內臟，導致心肺功能障礙。

在美國，脊椎矯正術非常流行，許多人需要定期找醫生矯正脊椎。根據調查，三十歲以上的人，有三分之一會出現脊椎的問題。脊椎側彎大都由於姿勢不良所引起，練習「托天搖柱」一式，利用搖擺脊椎的運動加以鍛鍊，有益於脊椎的矯正。

1 功法步驟：

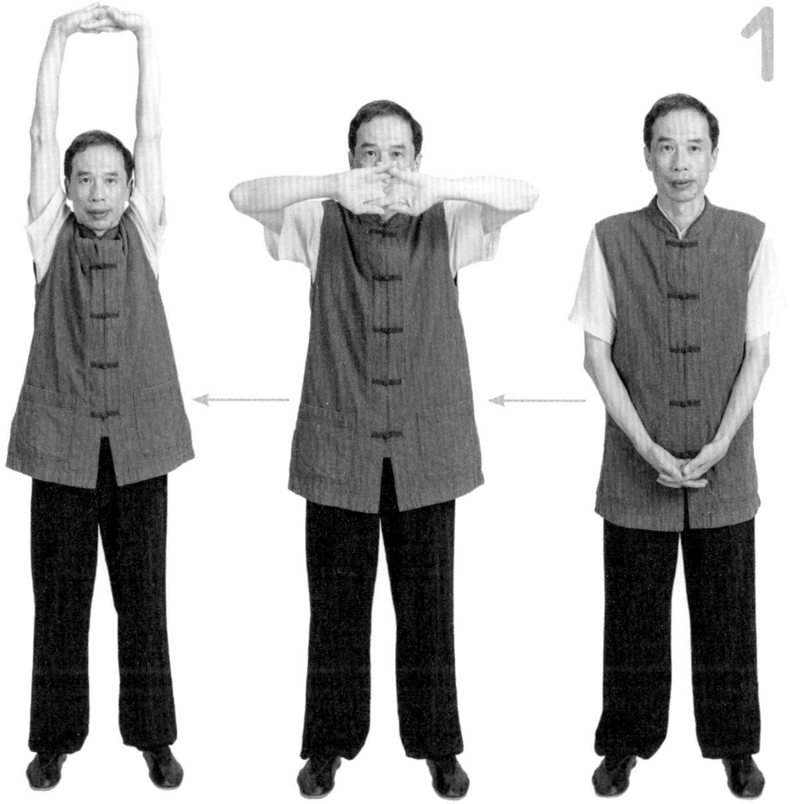

1

吸氣，雙掌手指交叉，緩緩上抬至頭部高度時反掌，掌心向上，兩臂靠近耳朵，雙掌上舉到達頂點。

掃描 QR CODE
即可觀賞動作影片

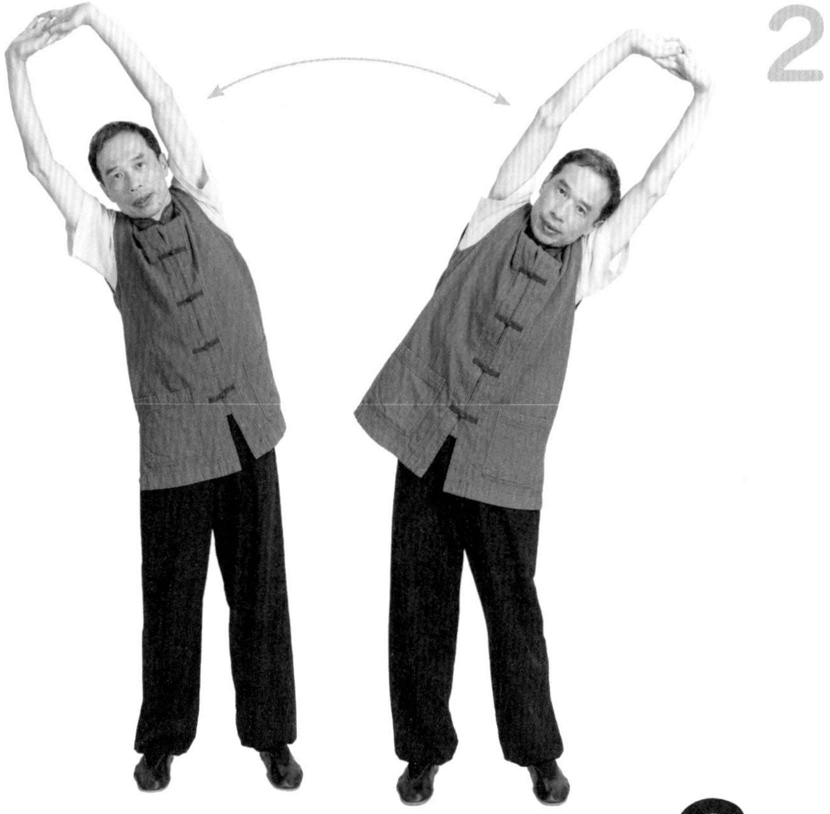

2

雙掌上舉到達頂點之後，停止呼吸，雙手及上半身向左彎曲，彎曲到達定位之後，改為向右彎曲，左右來回彎曲左三次、右三次，然後雙手及身體回正。

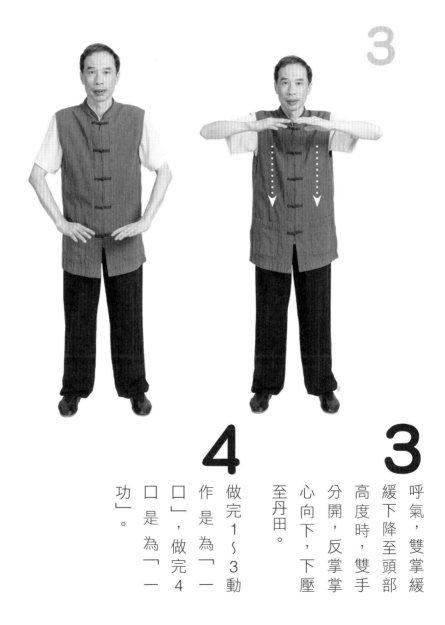

3

3 呼氣，雙掌緩緩下降至頭部高度時，雙手分開，反掌掌心向下，下壓至丹田。

4 做完1～3動作是為「一口」，做完4口是為「一功」。

功法原理：

三焦與現代醫學所謂的血管外循環系統、淋巴荷爾蒙、筋膜與臟腑外膜等系統相關，為人體循環與代謝之基礎器官。

明朝著名醫家張景岳《類經》指出三焦是：「**臟腑之外，軀體之官，包羅諸臟，一腔之大府也。**」

在胸腹之間，除了五臟六腑之外，其他的空間統稱為三焦，想要清除胸腹髒氣，必須打通三焦。華陀《中藏經》說：「**三焦通，則內外左右上下皆通也。**」三焦通氣與否，關係到胸腹之間清氣、濁氣的對流，對健康的影響至為巨大。「托天搖柱」前半部兩手上舉的動作與八段錦「兩手托天理三焦」之式相同，具有調理三焦的作用。

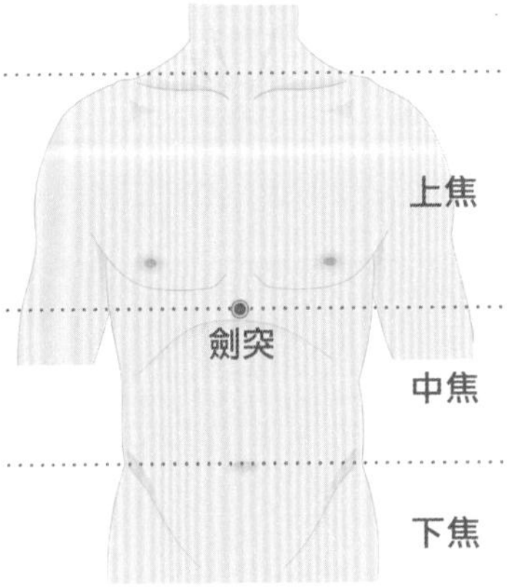

三焦

晉朝著名道士許遜《靈劍子》說：「**以兩手相叉，叉頭上過去，左右伸曳十遍，去關節風氣，治肺臟諸疾。**」托天搖柱的招式就是根據這個原理而設計的，「托天」的動作使脊柱獲得延展、伸直，可以改善彎腰駝背等不良姿勢，降低脊柱附近內臟神經的壓迫，增進臟腑的健康；而「搖柱」則利用脊椎左右彎曲的動作，改善脊椎側彎的現象。

觀察自己是否脊椎側彎的方法很簡單，站在鏡子前面，如果下巴尖端偏離身體中線，頭部偏右邊或偏左邊，就有脊椎側彎現象；**如果側彎比較嚴重，肩膀骨架就會一邊高、一邊低，並常發生一隻手不能舉高；站立時兩腳著地的力量也不平均，產生長短腳的現象。**

現代人長期使用電腦、手機，經常保持固定姿勢，反覆使用單側手腳，容易造成脊椎側彎。輕微脊椎側彎可藉由運動來矯正，常練托天搖柱，可以拉伸脊椎側邊被壓縮的韌帶與肌肉，對矯正脊椎彎曲很有幫助，與第三式的「拜天式」同練，可做為一組完整的脊椎運動。

第五式 心肺功

功效

增加肺活量，清除肺部廢氣。預防肩膀經脈阻塞，改善手部麻痺症狀。

現代人普遍缺少活動，鍛鍊肺部的機會不多；尤其長期伏案工作的上班族、編輯、作家、打字員等，由於久坐不動，更易使肺部組織彈性降低、肺活量減少，以致心肺功能不佳，造成輕微缺氧，其症狀為頭昏、疲倦、常打呵欠、注意力不集中以及記憶力減退；部分的高血壓，也是因為身體組織缺氧所引起。

因此，我們在課程中特別安排了鍛鍊心肺功能的功法，利用擴胸的動作，加上深度的呼吸，以增加肺活量，增強心肺功能。身體器官每分每秒都在耗氧，而氧氣是無法儲存的，所以我們應該經常練習提高心肺功能的功法，以維護健康。

現代醫療雖然發達，但是對於「身體痠痛」的症狀，醫生除了投以止痛藥之外，可說別無良策。衛生單位舉辦了一項「國人痠痛現況大調查」，發現近八成國人每月至少出現一次筋骨痠痛，可見身體痠痛的盛行率非常高，其中包括肩痛、背痛、腰痛、頸痛、手腳疼痛等等。

身體一有痠痛，大部分的人最常見的對策是購買痠痛藥布自療，但這個方法治標不治本，痠痛不斷復發。身體痠痛的症狀屬於「亞健康」，雖然檢查不出病因，但是造成健康品質低劣，甚至令人寢食難安。「痛則不通，通則不痛」，**氣血阻塞是造成痠痛的主因，學習氣功能強化氣脈能量的運行，打通全身各處的阻塞，不但可以減少生病的機會，而且可以改善健康品質，讓我們活得輕安舒適、身心愉快。**

功法步驟：

預備式

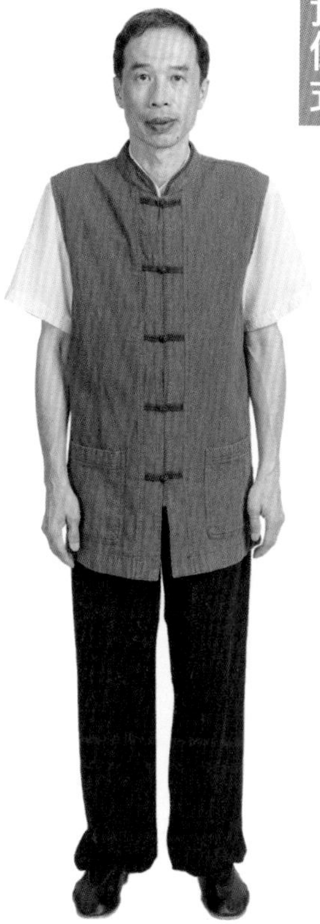

掃描 QR CODE
即可觀賞動作影片

立姿，兩腳打開與肩同寬，腳尖向前，雙手自然下垂。

起手式

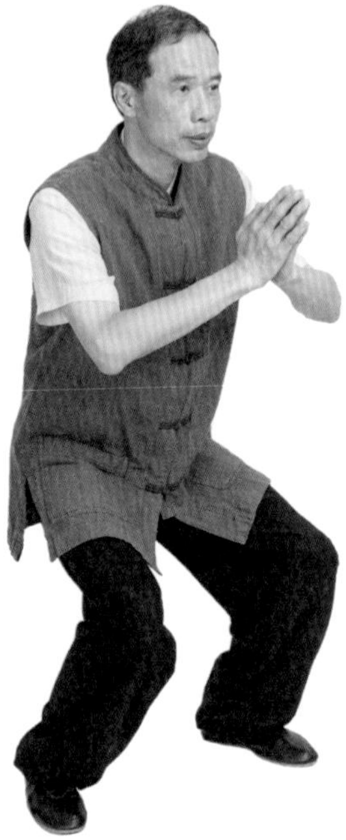

雙膝下蹲10～15公分，雙掌合十置於胸前，成起手式。

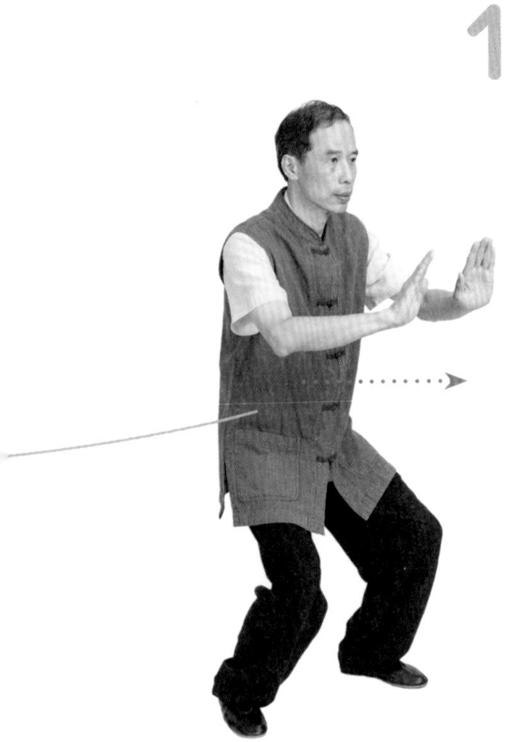

1

第一動：雙膝緩緩站立，同時雙掌緩緩分開以推窗的姿勢向前推出，推到最遠處時，掌心向前，雙手平行，然後雙手往身體左右兩側緩緩分開，直

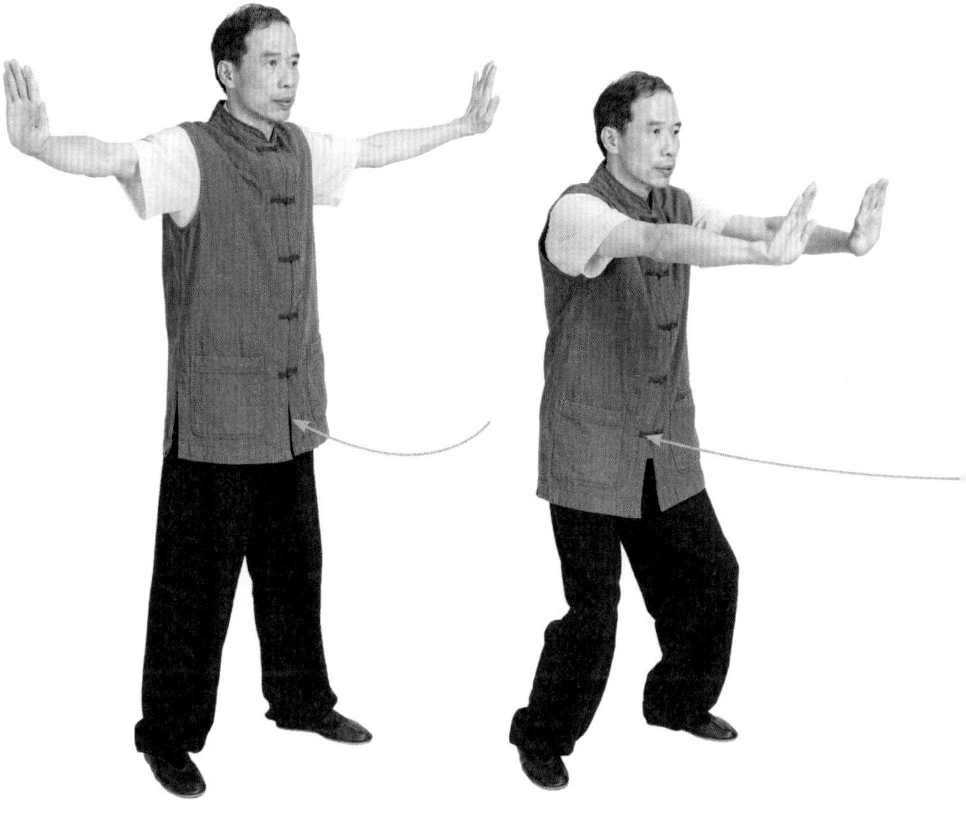

到與身體成為一直線為止。在雙膝緩緩站立，雙掌推出的同時，開始吸氣。換句話說，雙膝站立、雙掌推出、吸氣三個動作同時進行。

2

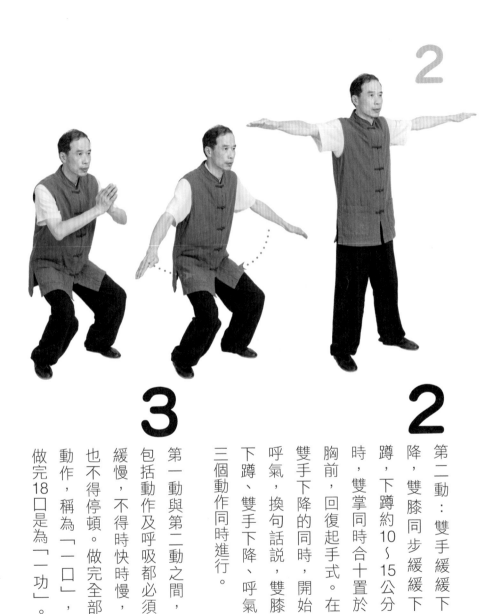

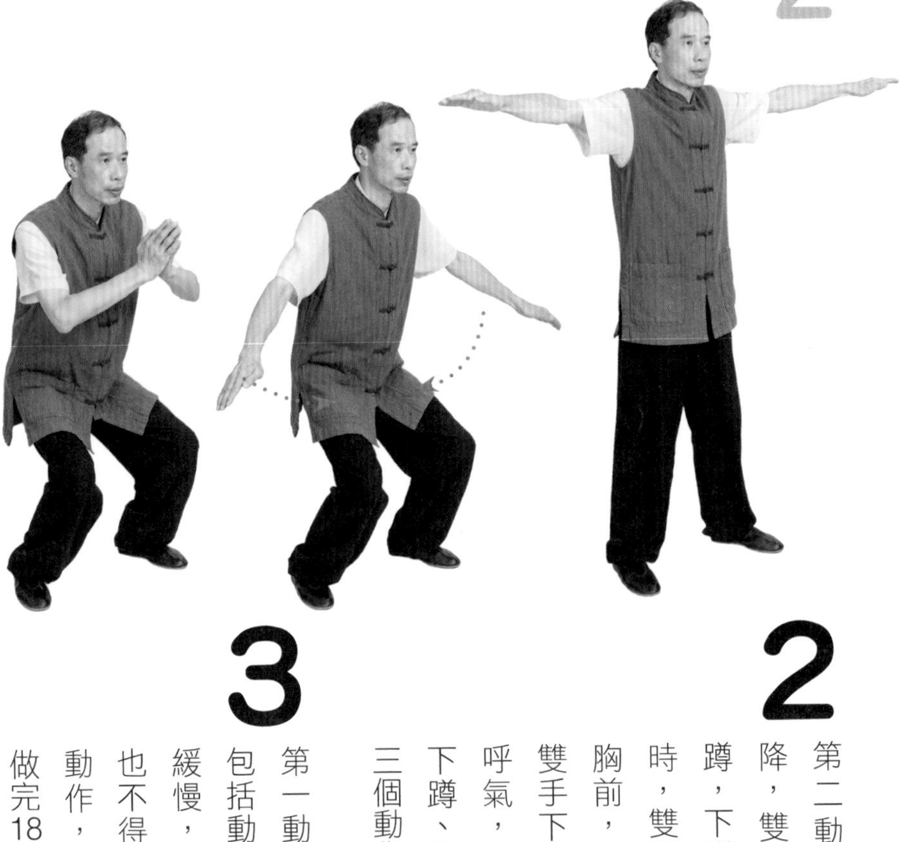

2

第二動：雙手緩緩下降，雙膝同步緩緩下蹲，下蹲約10～15公分時，雙掌同時合十置於胸前，回復起手式。在雙手下降的同時，開始呼氣，換句話說，雙膝下蹲、雙手下降、呼氣三個動作同時進行。

3

第一動與第二動之間，包括動作及呼吸都必須緩慢，不得時快時慢，也不得停頓。做完全部動作，稱為「一口」，做完18口是為「一功」。

功法原理：

心肺功又名「旱蛙功」，與水中蛙泳的動作幾乎完全相同。游泳是一種全身性的運動，有人認為，在所有的運動項目當中，游泳對人體的幫助最大，除了能夠鍛鍊全身肌肉之外，還可提升心肺功能。練習心肺功不必到游泳池，隨時隨處可以練習，而且不受寒冷季節的限制，比游泳方便多了。

古人沒有氧氣的概念，因此古代極少「攝取氧氣」的功法。本課程的其他招式大多也偏重練氣，但練習心肺功時需要擴胸吸氣，具有增加攝氧量的效果；同時練習心肺功採用深度呼吸，可以清除積留在肺部角落的廢氣，有助肺部氣體的新陳代謝。

上文提到，「活動關節」是氣功導引術的主要目的之一。全身的關節很多，一般的氣功操大都從頭到腳輪流轉動每一個關節，頗費功夫，心肺功則整合了許多關節的運動，不但有活動手部關節的動作，而且下蹲動作也使下肢的關節得到運動，總計鍛鍊的關節包括肩關節、肘關節、腕關節、髖關節、膝關節及踝關節，活動關節的效果非常全面。

世界各國受到肩頸痠痛之苦的人口很多，現代人長時間打電腦、玩手機，都會造成頸部、肩部的緊張，肌肉緊張會壓迫血管，使血流趨緩，造成氣瘀現象而產生痠痛；而且，肩膀週遭有最多的肌肉與韌帶，運動不慎則容易拉傷。此外，女性喜穿細肩帶之類清涼服裝，肩膀容易受到冷氣、濕氣的侵襲，因而產生硬塊，以致痠痛難當。

肩膀骨架不正，連帶會造成脊椎與骨盆歪斜，而且肩部四周、腋下、胸腔外緣這些部位平時較少活動，也容易造成軟組織沾黏，致使氣血不通。練習心肺功，能使肩部四周得到運動，預防肩膀受傷；而且可以鍛鍊手上的三陽經、三陰經，保持經脈暢通，改善手部痲痺症狀。

網友練功心得節錄

Randolph Chien：請問練心肺功時，吸氣的時候是吸到丹田，還是吸到肺部，讓胸部擴張呢？這個功法要守什麼穴道嗎？

湛若水：練習心肺功是採自然呼吸，吸氣時讓胸部擴張，增加肺活量。練心肺功不必守穴道。

郭小文：練心肺功一段時間，最大好處是不缺氧啦！我因為有二尖瓣脫垂，所以以前常缺氧，現在不會有氣喘現象了。

湛若水：平常少運動的上班族，最宜常練心肺功，增加肺活量。

Lizzie Chung：我是過敏性體質，過敏性鼻炎和氣喘已經困擾我許久，練了心肺功之後，現在已經好多了。

湛若水：練心肺功時呼吸深長，讓呼吸道得到更多的能量，可以去除其中的寒氣，呼吸道的症狀即可獲得改善。

第六式 開弓布氣

功效

鍛鍊肌肉，增強全身肌力。打通氣脈阻塞，排除體內毒氣。

人體肌力在三十歲後開始逐年下滑一%～二%，步入老年之後衰退更快，這是自然的退化現象。現代人既不上山下田，亦不提籃挑擔，大多數人平時也不運動，少有鍛鍊肌肉的機會，因此大部分的人肌肉都鬆軟無力。人的身體有如皮球，氣足則身輕，氣衰則體重，當你覺得身體沉重不靈時，就表示氣不足了，這時就該想辦法「充氣」。

中國口語常說「氣力」，氣與力不分家，因為有氣才有力。丹田充足了氣，將丹田繃緊，然後全身緊張用勁，這時候氣就會透過氣脈布滿全身，讓身體產生力量，這就叫做「布氣」。多勞動、多運動能讓身體變得較為強健，即因勞動、運動時身體用氣、用力所產生的布氣效果。

上了年紀的人由於肌力衰退，懶於活動，不用氣力的結果使得身體更加衰弱，造成惡性循環，終至變得行動遲緩，老態龍鍾；同時，身體少活動、少用力，導致氣血循環越來越慢，造成身體各處阻塞不通，各種慢性便油然而生。「開弓布氣」一式的主要功能即在鍛鍊肌肉，增強全身的肌力。

功法步驟：

1

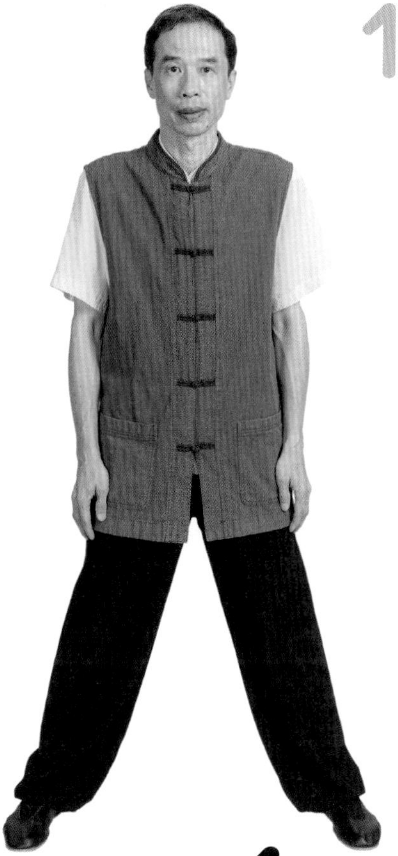

1

自然站立，雙腳打開，距離為肩膀的兩倍寬，雙掌自然下垂。

掃描 QR CODE
即可觀賞動作影片

2

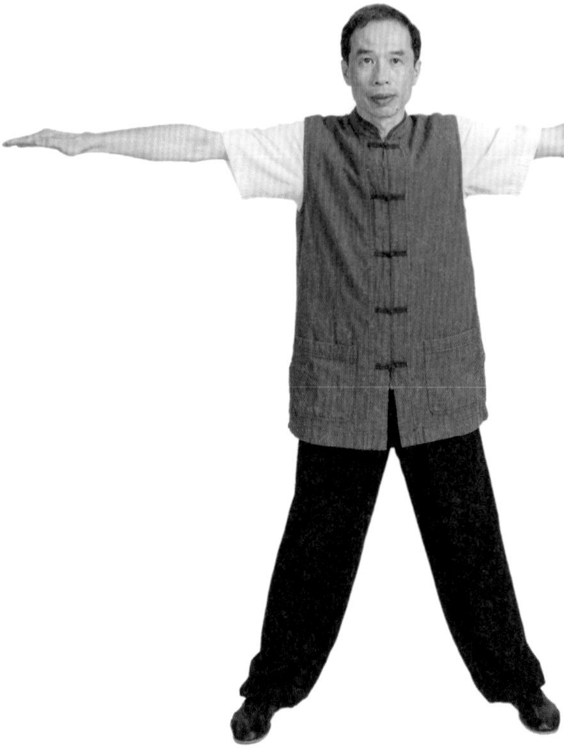

2

吸氣，同時雙掌分別自身體兩側抬起，直到與肩膀成一直線。

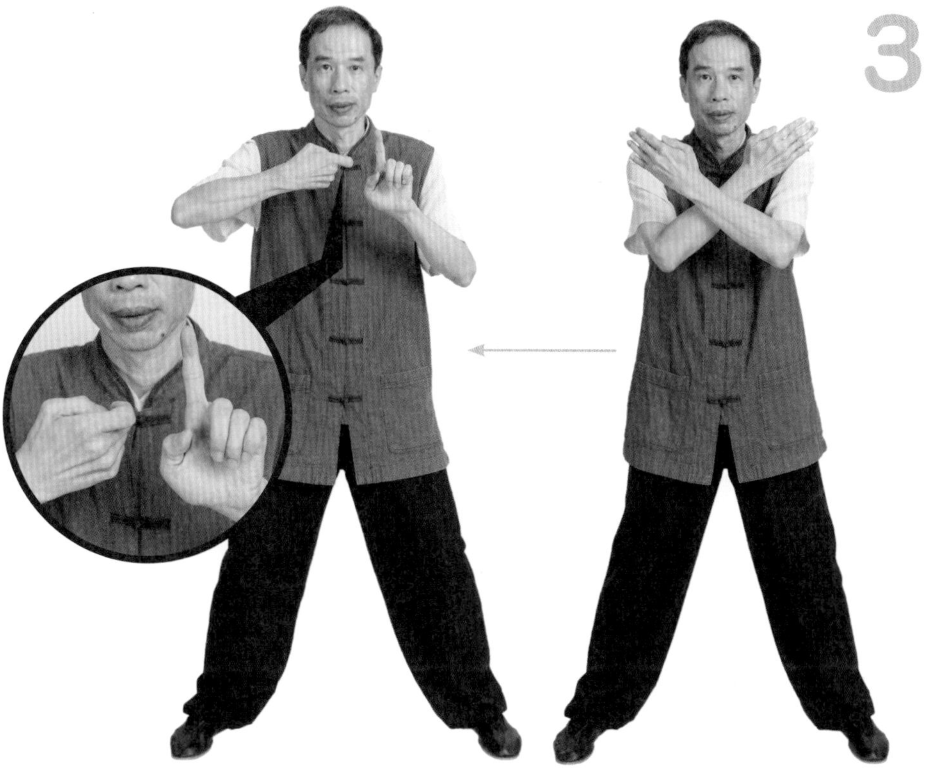

3

雙掌分別向胸前曲肘縮回，掌心向內，雙掌交叉；接著左手捏訣（食指向上伸直，其餘四指彎曲），右手做拉弓狀（食指彎曲，其餘四指握虛拳）。

4

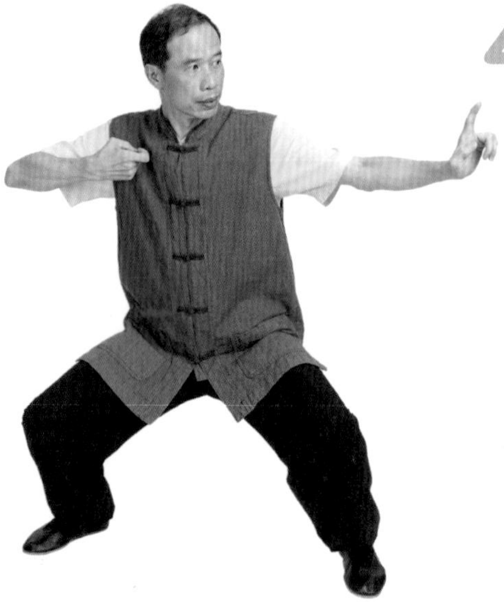

4

雙腳緩緩下蹲成馬步，同時左手向左推出伸直（頭部緩緩左轉，眼睛看著左手），右手向胸部右側平拉。兩手拉至定點後，閉氣，腳趾抓地，全身用力繃緊，默數6秒鐘。

5

雙腳緩緩站立，雙掌分別向身體兩側伸出，直到與肩膀成一直線，回復步驟2姿勢。

6

吐氣，雙掌緩緩放下，回復步驟1姿勢。

7

重複2～6動作，但左、右手動作相反。

8

完成以上全部動作稱為「一口」，做完8口是為「一功」。

功法原理：

這個動作是由八段錦的「左右開弓似射雕」一招變化而來，只是在拉弓至定點時添加上停止呼吸、全身繃緊的動作，其目的在增強「布氣」效果，以鍛鍊身體肌力。

布氣的觀念來自武術功法，武術家丹田氣壯之後，繼之運勁將氣布及全身，然後利用各種方式加以拍打，讓筋骨皮肉變得強壯堅韌，日久功深，就能練出銅筋鐵骨的功夫，經得起外力的打擊。由於丹田乃氣力之源，所以在練習布氣功法時，丹田必須用力繃緊，才能將氣力輸往全身。瑜伽的體位法，長時間維持一個固定的姿勢，其作用形同武術的功架，如果練習瑜伽時不懂得運用丹田發勁將氣布往全身，便容易造成運動傷害。

練武用勁時氣沉丹田，在用力的瞬間「吐氣開聲」，吐氣的作用是將肺部過滿的空氣快速吐出一些，以免傷及肺部；開聲的作用是在吐氣的同時發出聲音，藉以增加氣勢，並於瞬間氣沉丹田、全身用勁。但是練習開弓布氣時，並沒有吐氣開聲的動作，所以吸氣不能吸太大口，只能吸五分飽，其作用在藉著吸氣的動作將能量引進丹田，這時丹田用力，氣就會遍及全身。

全身用勁的鍛鍊為什麼能使身體健壯呢？舉例而言，常練啞鈴的人，手臂肌肉就會變得強壯有力；騎單車的人，腳部就會變得強壯有力，即是因為「力到氣到」的緣故，運動時用力的部位，氣不斷的聚集，就能提升該部位的肌力。

拳經曰：「**氣遍身軀不稍滯**」，身體氣足，才能常保氣血通暢，練習氣功必須達到這個要求。許遜《靈劍子》說：「**左右射雕，去胸　結聚風氣、脾臟諸疾。**」開弓布氣這個功法除了增加身體的力量，使動作變得敏捷靈活之外，還有助於排除胸腹的濁氣，防治胸悶、胸痛等症狀。

許遜又說：「**行導引之法，皆閉氣爲之，先使血脈通流，從遍身中出，百病皆痊。**」練習開弓布氣還有「閉氣攻病」的效果，閉氣的方法廣為古代養生家採用，閉氣能夠增加氣脈的壓力，打通氣脈阻塞，使能量佈滿全身；閉氣還能使身體的二氧化碳增多，有擴張血管的作用，利於循環系統；而且閉氣時身體容易發熱、發汗，有助排除體內毒氣，預防癌症，消除百病。現代醫學家也發現，閉氣能使血液充分的利用氧氣並推動淋巴系統的運作。閉氣運勁，能使我們氣血暢通、健康長壽，但**患有高血壓的人練功時，閉氣的時間不宜過強過久，以免血壓升高。**

網友練功心得節錄

Jason：練了開弓布氣，覺得身體發熱，充滿力量。

湛若水：開弓布氣這一式的布氣效果甚佳，經常練習，能使體力變佳。

Makos：練開弓布氣一個禮拜了，覺得胸悶的情形有所改善。

湛若水：拉弓的姿勢有利於抒發胸氣，也有助於打通膏肓的阻塞，使胸腔變得清爽舒適。

第七式

腹式呼吸

功效

增強身體能量，提高免疫力。鍛鍊丹田，增加丹田儲存能量的功能，並可按摩內臟，加強體內毒素排除。

許遜道法高強，被稱為四天師之一，他說：「**夫欲學道長生，服氣爲先。**」服氣即是呼吸，想要修煉健康長壽，必先學習呼吸吐納；黃元吉《道德經真義》也說：「**道家爲之玄關妙竅，只在一呼一吸之間。**」同樣指出修煉的奧秘不過是呼吸的作用，練習氣功最先必須藉由呼吸攝取能量，一呼一吸之間可以產生許多玄妙的變化。但是，我們在練習呼吸吐納時，如何將空氣中的能量存入丹田呢？這時就必須採用腹式呼吸的功法，才能達到「氣沉丹田」的效果。

所謂腹式呼吸，一般人的解釋是「利用橫膈模、腹腔與肋間肌等深層肌群的呼吸方式」，不過這種呼吸方式，雖然起降肚皮，但是，呼吸時所吸進的空氣實際上只進入肺部，並未到達腹部，因此，此類的腹式呼吸只是凸凹肚皮，以協助擴大、縮小胸腔的容積而已。其實，真正的腹式呼吸，除了吸進空氣到肺部之外，還須將空氣中的能量引入丹田。

腹式呼吸是練習氣功的基本功夫，須將腹式呼吸的功法練習純熟，丹田裡的氣才能逐漸壯大。我們練習健身氣功，必須利用腹式呼吸攝取能量、加強能量，這是氣功與運動最根本的相異之處。

功法步驟：

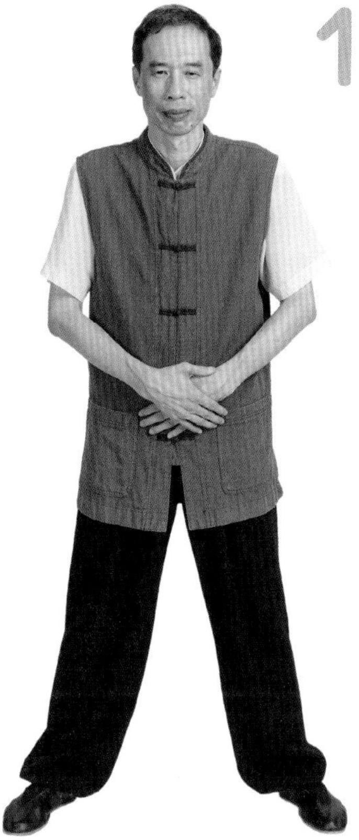

1

立姿、坐姿、臥姿均可，身體端正，眼睛垂簾，兩掌交疊置於小腹。

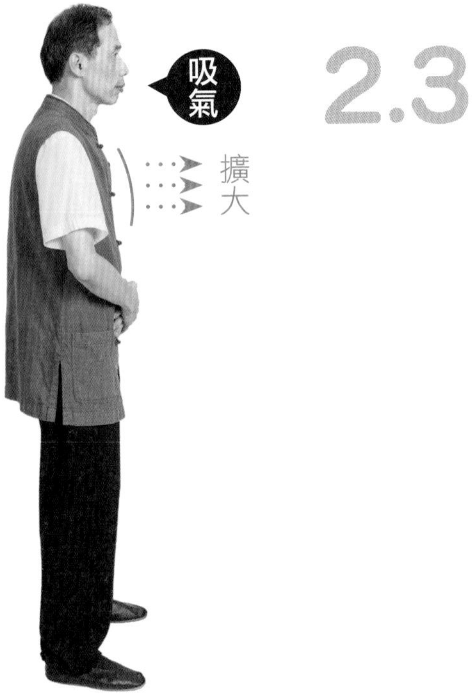

2
吸氣至胸部，隨著胸腔逐漸擴大，將橫膈膜往下壓。

3
提陰竅，以陰竅為著力點，使橫膈膜下壓的氣繼續送至小腹，將小腹向前凸出，同時背後與丹田相對位置的薦骨向後凸出，直到兩者皆到定點，盡量讓小腹形成一個空腔，停止呼吸6秒鐘。

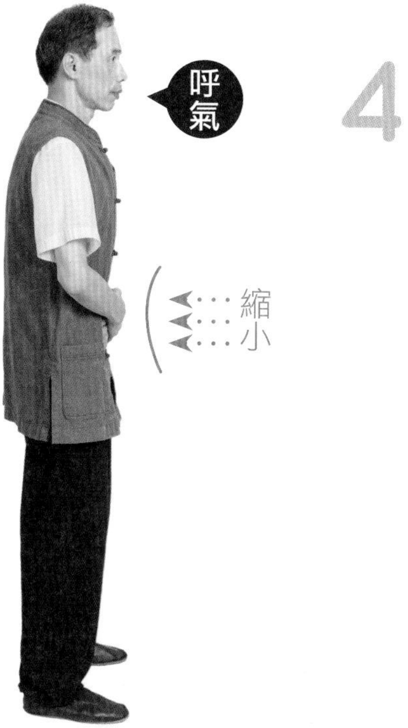

4

呼氣，同時丹田與薦骨緩緩向中間縮回，盡量使小腹空腔縮小。

5

第2、第3為連續動作。在小腹空腔擴張、縮小的過程中，專注小腹與薦骨的開闔，心意不可外馳。

6

做完以上動作是為「一口」，做完11～17口是為「一功」，以身體微微發熱為度，練功者可依練功狀況自行增、減口數。

功法原理：

大部分的人練習腹式呼吸，由於只是升降橫膈膜，往往只能吸氣到上腹部心窩處，無法直達丹田，根據實際的觀察，練氣長久起降心窩，由於氣的性質本就上浮，將造成中脘阻塞不通，出現胸腹悶痛、胃液上逆等症狀。二十世紀初期流行於日本的「岡田式靜坐法」，其特點即是「入力上腹」，後來發生許多弊病終至消聲匿跡。

既然稱為「腹式」呼吸，其目標當然是要鍛鍊腹部的丹田。前面我們已經鍛鍊過陰竅及丹田，這兩個部位已經變得比較敏感，練習腹式呼吸時，藉用陰竅及丹田的拉力，比較容易達成氣到丹田的要求。

吸氣到丹田的機制為何？首先我們要瞭解丹田的構造：丹田在任脈上，屬陰；薦骨在督脈上，屬陽，練習腹式呼吸時，丹田與薦骨必須同時運用，前後穴道一張一縮、一開一闔，藉由陰陽相吸相斥的作用，丹田才能產生電場與磁場。

同樣的道理，我們在使用胸式呼吸時，如果吸氣時胸部向前挺出，背部也向後挺出，呼氣時胸部縮回、背部也縮回，讓膻中與夾脊產生陰陽相吸相斥的作用，即能加強心電，預防心臟無力。

法國科學家皮耶・帕拉帝（Pierre Pallardy）在《腹作用，決定你80％的免疫力》一書中指出：人體腹部擁有與大腦直接連繫的神經傳導介質網路，而且百分之八十的免疫細胞由腹部產生。因此，練習腹式呼吸鍛鍊腹部，可以提高免疫力，預防疾病的侵襲。

有些人認為「氣到丹田」是無稽之談，但是練習呼吸吐納時，進入丹田的不是空氣，而是能量，能量在行進時具有穿透力，不須肉體的實質管道做為通道，即能經由意識的導引而進入丹田。呼吸時吸進丹田的氣是陽氣，陽氣屬火，因此，**在練習腹式呼吸時，必須加上提陰竅的動作，才能陰陽調和，避免上火；**因此，**在練習腹式呼吸的過程中，如果覺得身體發熱，表示陽氣過盛，即應停止練習，改用若有若無的守竅功法。**

練習腹式呼吸時，也同時帶動橫膈膜上下運動，可以按摩內臟；同時小腹凹凸鼓盪，腹部肌肉毛細管交替收縮與舒張造成腹壓，使積留腹部的血液得以回流；深度呼吸也能加強體內毒素的排除，改善虛弱疲勞、免疫力失調、腰痠背痛、壓力性頭痛等身心症狀。

有人說：「呼吸到臍，壽與天齊」，認為這是腹式呼吸的最高標準，但**呼吸到臍是身體能量轉變為磁場之後的高階功法，初階的腹式呼吸不應作用於肚臍，只宜鍛鍊丹田。**

網友練功心得節錄

Annie Shih：我發覺睡前做這功法，能助眠、熟睡。

湛若水：你說的沒有錯。睡前使用腹式呼吸可以轉變腦波、使身體有序化，能助眠，提升睡眠品質。

游樹人：請問「薦骨要如何向後凸出？」

湛若水：你先練習腰部以下的整個背部向後張開，練習一段時間之後，再試著將注意力集中在薦骨。

游樹人：請問「腰部以下整個背部向後張開」如何練才是正確的呢？

湛若水：我教你一個穴道對參的方法：凸出小腹之後，猛然將小腹收回凹下，背部薦骨也藉著這股力量向後凸出；然後背部薦骨猛然回收，小腹也急速凸出。這樣來回衝撞，練久了，凸凹背部就變得較容易了。

第八式 靜坐

功效

攝取能量，練化能量，提升身心境界。促進腦內啡、血清素的分泌，緩和心跳、呼吸速率，減輕壓力，安定情緒。

近二、三十年來，靜坐的風氣風行全世界，加上許多醫學家陸續發表靜坐可以增進身心健康的研究報告，民眾更加趨之若鶩，世界各國靜坐團體紛紛設立，參與靜坐的人口急速增多。根據時代雜誌的調查，美國就有超過一千萬的成年人經常靜坐；自一九五五年開始，中國大陸更積極鼓勵人民靜坐，以治療慢性病。

佛家、道家以及瑜伽都講求靜坐功夫，但是彼此靜坐的內容不盡相同，英文世界將瑜伽的冥想稱為Meditation，將佛家的禪修稱為Mindfulness，將道家的修煉稱為Cultivation Practice，在以上三者靜坐形式當中，如果衡量追求健康的成分，無疑的以道家的修煉所占的比重較大，瑜伽的冥想、佛家的禪修則比較偏重靈性的修練。

身體老化，是人人終將面臨的無奈事實，許多醫學家傾注心力從事抗老化的研究，想要尋找留住青春的方法，目前，基因工程、荷爾蒙調整及抗氧化是抗老化醫學所研究的主要途徑。**中國道家則認為，抗老化最有效的方法是練氣、養氣，如果能夠長保身體能量充足，細胞就不易衰老，器官亦可維持正常功能，**我們就能維持年輕健康。

醫學家實驗得知，靜坐可以降低人體的新陳代謝，包括使心跳、呼吸的速率下降，穩定血壓，還可以**讓腦細胞分泌腦內啡、血清素等物質，緩和人體對壓力的反應**，非常有益健康。

本課程前半段都在導引身體能量的流動，使得氣血通暢；但若進一步要讓身體能量充足，就必須靜坐練氣養氣。靜坐心法千變萬化，健身氣功的靜坐目的在增進身體健康，特別注重呼吸的配合。

1.2 功法步驟：

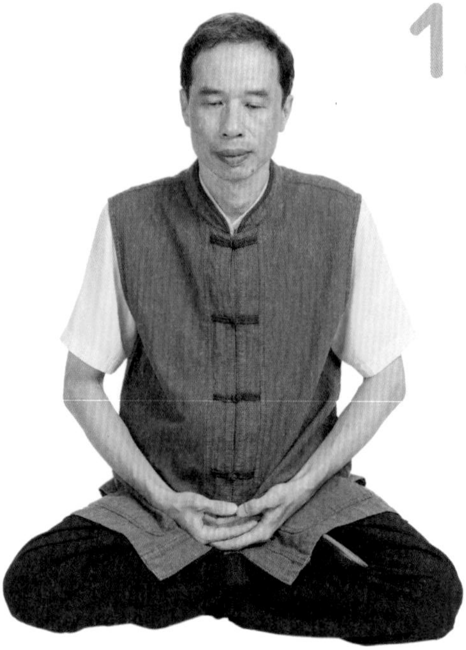

1 靜坐姿勢，身體端正，全身放鬆，眼睛垂簾。

2 第一動：以腹式呼吸（見第七式）的方式呼吸11～17次，以身體感覺稍為溫暖為度。

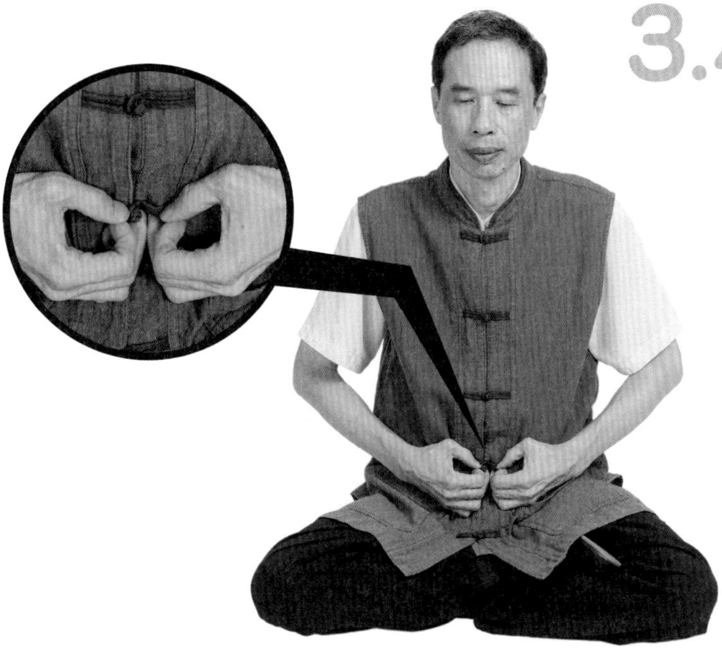

3.4

3

第二動：兩手握虛拳置於小腹之上。兩手中指指甲相互靠緊，同時一起用些力氣按在肚臍以下四指幅的關元穴之上。

4

集中心意守住中指所按的關元穴，進行「丹田呼吸」，呼吸細、緩、勻、長，呼吸時讓小腹自然起降，不刻意用力挺出肚皮。

5

每次靜坐時間以三十分鐘以上為佳。

功法原理：

佛教的靜坐姿勢講求「七支坐法」，「支」即是支撐點，包括雙足跏趺、脊樑豎直、手結定印、兩肩微張、頭頸端正、舌舐上顎、雙目垂簾七個重點，靜坐時必須注意這些調身的工作，如果姿勢不正確，靜坐的效果必將大打折扣。

本功法步驟第4點的「丹田呼吸」，與「腹式呼吸」略有不同：腹式呼吸是「運動式腹式呼吸」，利用的是β腦波指揮能量循著經脈行進；而丹田呼吸是「冥想式腹式呼吸」，利用的是α腦波的穿透力指揮能量的駐留位置。練習腹式呼吸時，由大腦指揮腹部起降，需用些力氣；而練習丹田呼吸時，只要意守丹田，腹部即能自然微微起降，不用力氣，因為意守丹田，能量就會往丹田集中，此即王重陽祖師說的：「**神守坤宮，真火自來。**」

為什麼靜坐需要先練腹式呼吸呢？因為「無氣莫打坐」，靜坐之初身體無氣，所以必先充氣，身體有了氣，修煉才有原料。練習腹式呼吸時，我們將外界吸入的陽氣導入丹田，陽氣屬火，性質類似電能，細胞吸收到電能，身體就會微微發熱，這個步驟就叫做「武火暖身」。

張三豐《玄機直講》：「丹田氣暖，息不用調而自調，氣不用煉而自煉。」練習腹式呼吸能讓丹田發熱，因為此時的呼吸較為專注，火力較強，道家稱之為「武火」；而呼吸吐納、意守丹田須用小火，火力較弱，道家稱為「文火溫養」，意即輕輕的呼吸、輕輕的意守。

但是，意散則火冷，文火的火力弱，如果心意一離開丹田，丹田就冷掉了。意守丹田的心法，黃元吉《樂育堂語錄》提供的訣竅是：「不即不離，勿忘勿助。」句中「不離」兩字指的是心意不能分秒離開關元，心意守在關元這個點上，能量才會往這個點集中，練功日久，這個點就會起變化。但是丹田不能守得太緊，否則會上火，因此，黃元吉說：「修煉之術，別無他妙，但調其火候而已。」

黃元吉又說：「學人打坐，必先調後天氣外呼吸，以引起真人元息。」後天氣即是經由呼吸得來的能量，打坐必先攝取後天的能量做為原料，才能進一步練化為更高階的「真人元息」。因此，本課程的靜坐一式，先利用腹式呼吸調動後天氣，然後再用丹田吐納的功法提升氣的層次。

張三豐《無根樹》也告誡修行者必須避免「獨坐孤修氣轉枯」的現象，修行者如果不明陰陽之理，只是或觀空，或定息，或思神，或守竅，或搬運，皆是靜坐孤修，陰而不陽，不特無益於性命，反而愈修而氣愈枯。因為陽動陰靜，靜坐身心不動為陰，如果靜坐一開始不備足陽氣，身體有限的陽氣會逐漸

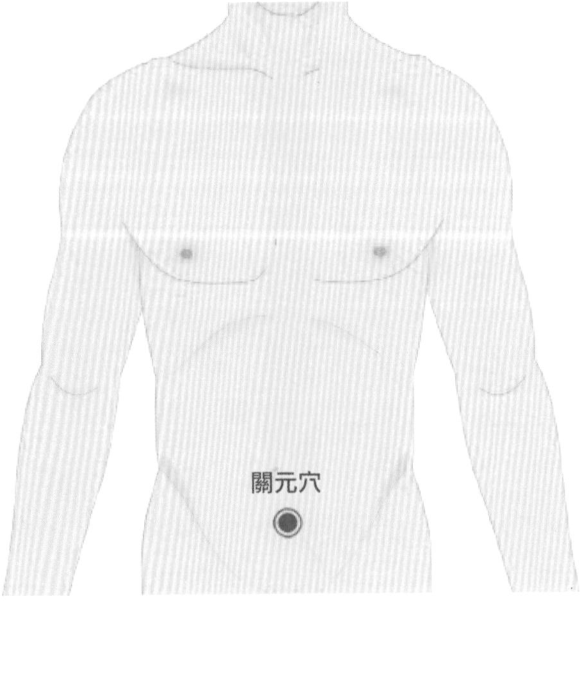

轉化而消耗，致使體能逐漸衰弱，許多人長年靜坐卻渾身是病，原因在此。

蕭昆明《顯道經》有一段老子與弟子的對話：弟子問：「道自以籌長三寸柱丹田者，何？」老子曰：「初道氣時，教恐忘其丹田，氣不流行，故乃以籌柱丹田，舉其柱，令氣到其處。」用棍子撐住丹田，未免有點滑稽，本功法代以手指按壓關元穴，即在指明意守的目標，讓氣能夠聚集在關元，就像太陽底下的凸透鏡一樣，必須焦距集中才有火力。意守丹田又稱為「守一」，管子《內業編》：「能守一而棄萬疴。」懂得靜坐意守關元，可以消除各種疾病。陶弘景《養性延命錄》說：「修守關元，滿而足實」，許多人意守丹田時守的是一整片，焦距不清楚，火力散漫，因此練功多年仍然進步緩慢。

手指按壓關元穴的動作，是給初學者使用的，靜坐時間日久，手指不必按壓也能感覺關元穴的位置，這時手指就不必再按壓了，可以改成手結定印，右手掌在下，左手掌在上，兩手拇指輕觸。但是，往後靜坐中，若關元穴又找不到了，便可再練一下手指按壓關元的動作，讓關元穴變得清楚。

清朝醫家沈金鰲《雜病源流犀燭》：「**攝心歸一，專其一處，皆可止念。**」靜坐時意守關元穴，由於心意集中，因而產生「一念代萬念」的效果，可以去除紛亂的思緒，讓心地清靜。靜坐時最怕帶有負面情緒，因為負面的情緒會招引邪氣，所以靜坐時應避免情緒波動，心平才能氣和。同時，靜坐時必須全身放鬆，因為一旦身體任何部位肌肉緊張，氣就會朝著該部位聚集，造成氣血瘀滯不通。

呂洞賓《太乙金華宗旨》：「**清晨有暇，坐一柱香爲妙。**」中國歷史五千年來靜坐的風氣非常普遍。莊子說：「靜然可以補病」，早在西元前三百多年，莊子即發現靜坐具有治病的效果。靜坐除了增進健康，還能修心養性，靜坐練氣是中國文化的精髓，是提升人類身心靈的最佳途徑，值得我們傳承學習。

網友練功心得節錄

游樹人：請教老師靜坐的收功動作該如何做呢？

湛若水：下文的第九式，我提供了六招收功動作。

崔景文：我練功時舌舐上顎，舌尖的部分會自動抖動，這正常嗎？

湛若水：舌尖抖動顯示接到電能，上下得以連通，是好現象。因為嘴巴開口，使上下電流中斷，所以要用舌頭當導體來連通。

陳政杰：練睡功的時候 需要舌舐上顎嗎？

湛若水：不需要，練睡功時舌舐上顎會讓你睡不著，呵呵。

崔景文：原來是這樣啊，怪不得我每次練睡功的時候 一有睡意嘴巴就會張開，然後想到這樣不行，改為舌舐上顎，立刻又清醒了，哈哈！

郭政宏：守丹田時，身體會有刺、麻、癢等感覺，有時候身體會晃動。

湛若水：練習氣功時，身體所產生的動、癢、輕、重、冷、暖、澀、滑八種感覺稱為「八觸」，與身體晃動都是正常現象，無妨。

第九式 養生操（一～六）

《正統道藏》裡面有一部《太清導引養生經》，記載赤松子、寧先生、彭祖、王子喬等人的導引行氣法，指出常練可以消除百病、延年益壽，其中有些姿勢與現代的體操相似，老祖宗的養生術，挑選幾招練習對健康相當有益。

荀子《天論》說：「**養備而時動，則天不能病。**」古時候醫藥不發達，平日堅持多多活動，才可以預防疾病、保持健康。每個朝代專談練功保健的書不少，這一類功法通稱為導引術。

葛洪《抱朴子》說：「**夫導引療未患之疾，通不和之氣，動之則百開氣暢，閉之則三宮血凝，實養生之大律。**」預防疾病就是要身體多活動，其目的在「通不和之氣」，亦即打通氣血的阻塞。戰國名醫華佗《五禽戲》也說：「**動搖則穀氣消，血脈流通，病不得生。**」同樣也強調活動身體、促進循環的重要。

第九式 養生操（一～六）

中國古代養生功法繁多，道家將叩齒、咽津、握固、鳴天鼓四個動作稱為「養生四寶」，此外還有按摩、拍打、點穴等多種保健功法。本課程提供了六招導引操做為靜坐之後的收功動作，包括乾洗臉、梳頭功、明目功、端坐拜佛、插腰轉肩、凌空踢腿，茲分述其功法及原理如下：

第一招 乾洗臉

掃描 QR CODE
即可觀賞動作影片

功效

促進臉部氣血循環，有光澤、好氣色。提升臉部細胞再生能力，減少皺紋，駐顏長青。

功法步驟：

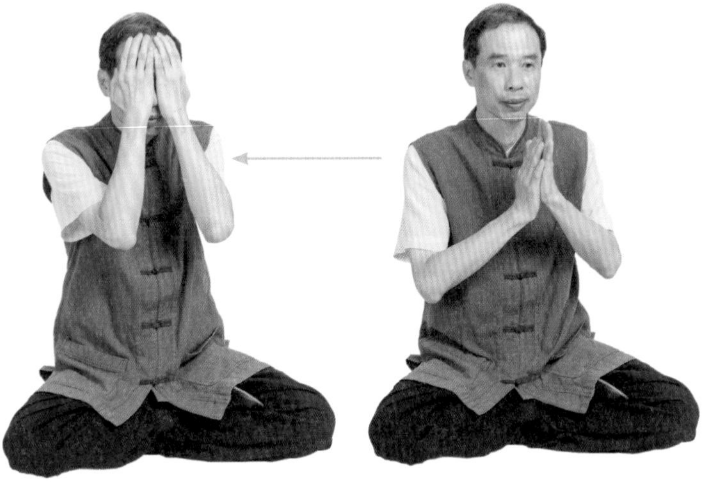

1 兩手掌相互摩擦，令其發熱，將兩手掌指尖朝上，平貼於額頭，沿著鼻子兩旁向下平抹至下巴；然後兩手分開，沿著左右臉頰向上平抹至額頭，是為一次。

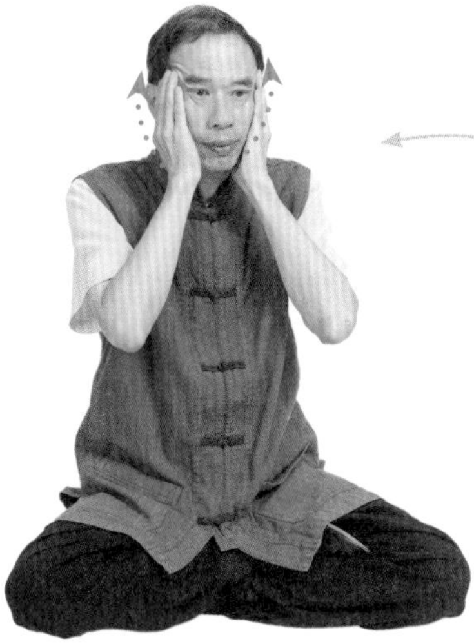

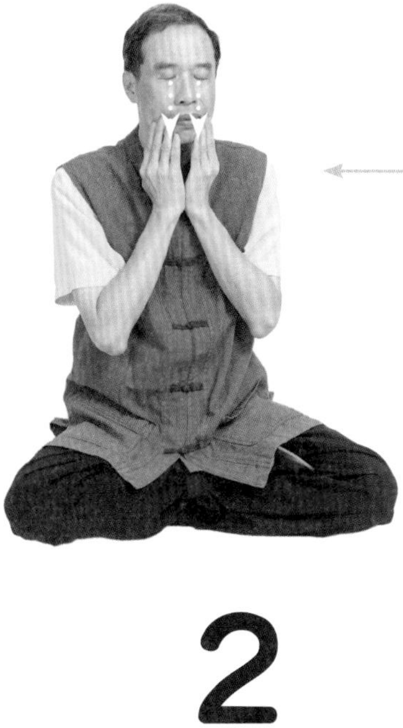

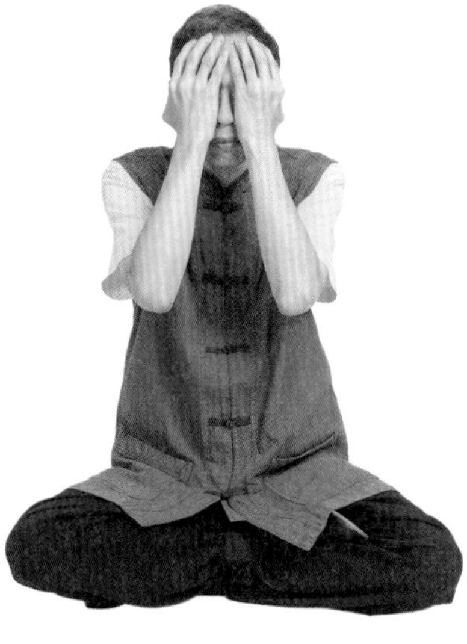

2

以上動作共做8次，是為「一功」。

功法原理：

面部按摩是靜坐收功的標準動作，自古以來即相當流行，陶弘景《養性延命錄》說：「……摩手令熱以摩面，從上至下，去邪氣，令人面上有光彩……」指出手掌摩面，可消除臉上濁氣，使人容光煥發。近來日本名醫長田裕教導民眾「揉臉操」，也發現摩臉可以有效減少皺紋和黑斑的發生，同時對頭疼、耳鳴、暈眩、視力衰退等症狀都有改善的效果。

我們參考古代其他多位前輩養生家的摩臉功法，大都主張由上而下，一因由下而上易受到鼻孔、眼睛阻礙；二因臉部中央為胃經循行路線，胃氣宜下不宜上。乾洗臉的作用在按壓臉部肌肉及經絡，促進臉部氣血循環；同時手掌摩擦會產生微電流，摩臉可讓細胞吸收能量，提升細胞再生能力，使臉部皮膚變得細緻光滑。目前美容業所使用的美容按摩器，也是利用機器所產生的微電流來達到美容的效果。

臉部有許多穴道，而且與五臟六腑都有對應的反射區，例如額為心、左頰為肺、右頰為肝、鼻為脾胃、下巴為生殖器官等，按摩臉部可以增進臟腑健康，對預防顏面神經麻痺、鼻竇炎、牙齦炎也有良效。

第二招 梳頭功

掃描 QR CODE
即可觀賞動作影片

功效

使頭髮烏黑光潤，改善頭痛症狀，預防頸椎病、腦血管疾病。按摩頸椎，改善失眠，預防記憶力減退及失智。

功法步驟：

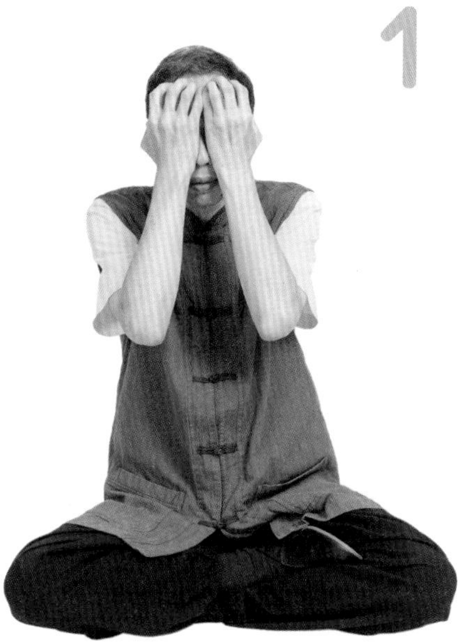

1 兩手手指稍為張開，微微彎曲成鉤狀，十個指頭按在額頭髮際，兩手肘平行朝向前方。

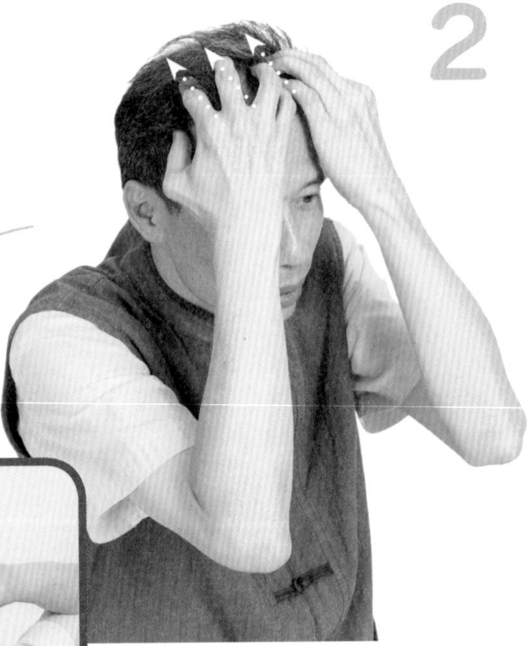

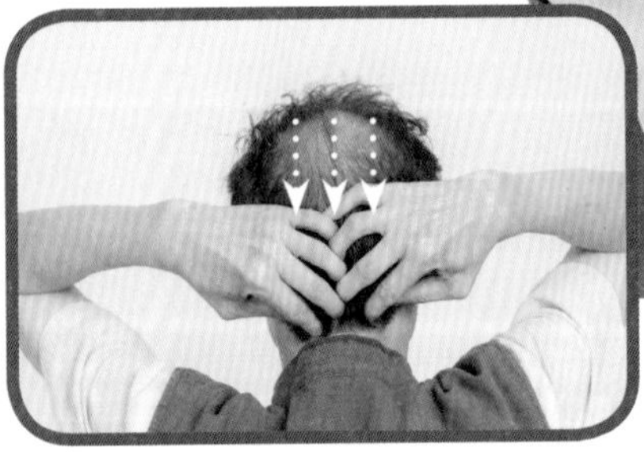

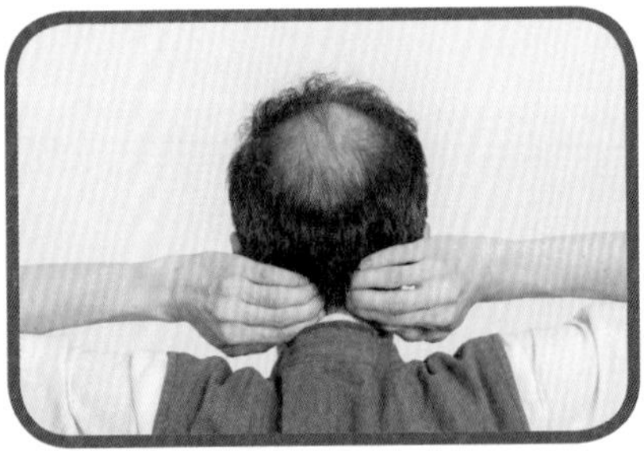

2

十個指頭一起用力按著頭皮，以緩慢的速度向上、向後梳頭，一起梳頭至後頸超出髮際之後，大拇指除外，其餘四指按壓在頸椎兩旁不動。

3

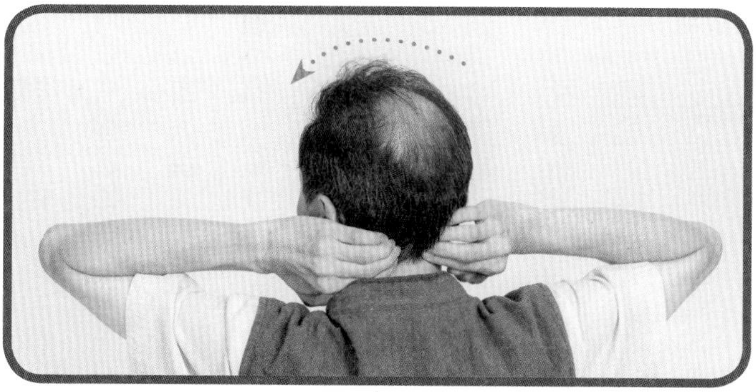

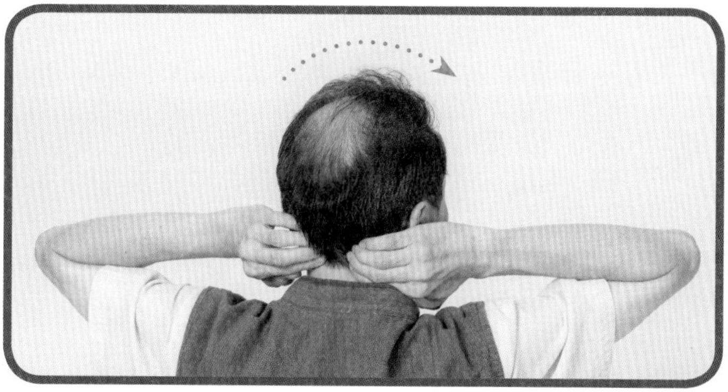

3

頭部緩緩的向左轉45度，再緩緩向右轉45度，一左一右為「一次」，共做4次。

4

做完1～3動作是為「一口」，做完4口是為「一功」。

功法原理：

第3動頭部向左轉、向右轉的動作，宜緩慢輕柔，以免扭傷脖子。如果初練時無法轉足45度，可先縮小角度，練久了再逐漸加大幅度。

古人說：「梳頭浴腳長生事」，頭為一身之主宰，百脈匯聚於頭部，經常梳頭不但祛風散濕，預防頭痛，也能對頭皮末梢神經和皮下毛細血管產生良性刺激，以預防高血壓、腦動脈硬化、腦中風、老年失智等腦血管疾病。

一般人的頭腦總是一刻不得閒，思緒紛飛。大腦在思考時相當耗費能量，用腦過度會造成失眠、頭痛、腦神經衰弱等症狀。梳頭可以讓頭部氣血通暢，並能釋放頭部靜電，產生寧神作用，讓頭腦清新、記憶力增強，並改善失眠症狀。此外，隋朝名醫巢元方指出梳頭有「使髮不白」的作用，究其原因，應是梳頭增加對頭皮及毛髮的血氧供應，使頭髮烏黑光潤。

醫學臨床觀察指出，中風病人有九十%以上都有頸椎病，失眠、神經衰弱的病症也有七十%的人是由頸椎病引發，而且頸椎病常引發患者血壓升高，稱為「頸性高血壓」。不少人晚上睡覺時，因頸部受涼而造成「落枕」，以致頸部無法轉動。此外，頸椎旁的兩條大筋是供應腦部能量的通道，這兩條大筋一旦發緊、發硬，能量上行受阻，腦部缺乏充分的能量，將造成健忘、失智等症狀。

頸椎病還會引起頭痛、肩頸痠痛、心率失常、眩暈、耳鳴、視力模糊等症狀，所以頸部的保養很重要。「梳頭功」除了按摩頭部之外，還用手指按壓頸椎，藉用頭部擺動的動作施予按摩，這個動作能夠鬆弛頸部筋肉之緊張，暢通頸部氣血，對預防頸椎病相當有益。

日本醫生伊藤和磨（Itoh Kazuma）特別強調治療頸椎必須「縮下顎」，這個動作可以端正頭部，穩定脊椎，使頸部氣血暢通。因此，我們在練習梳頭功時，要記得縮下顎；許多人長期上網，或是低頭玩手機，造成「烏龜頸」的不良姿勢，致使頸部氣血不通、大腦供血不足，因此平日即要注意縮下顎，保持頸部正直。

第三招 明目功

掃描 QR CODE
即可觀賞動作影片

功效

活化眼肌，預防視力衰退，改善近視眼、老花眼，預防眼科疾病。

功法步驟：

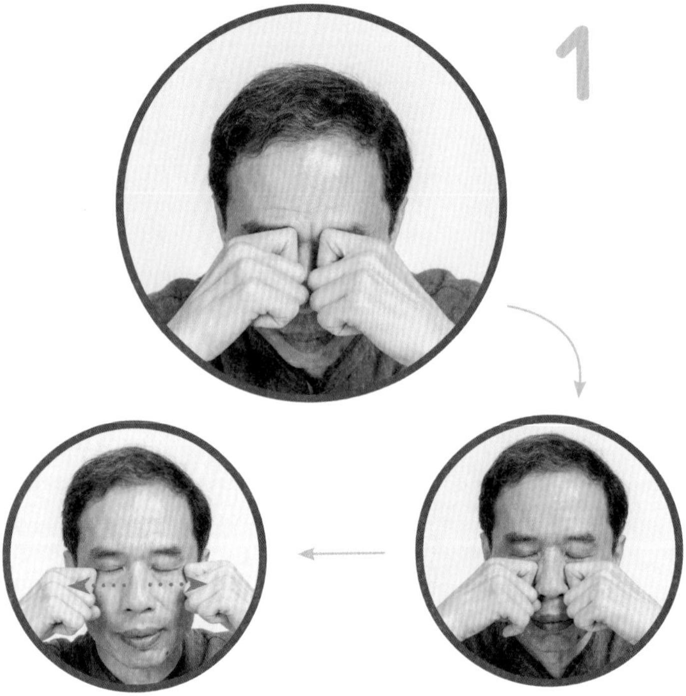

1

第一動：端正坐姿，兩手握虛拳，分別以兩手食指第二指節由兩眼眉頭的攢竹穴開始由上而下、由內而外，沿著眼眶四周的骨頭繞圈，用點力氣加壓，共繞18圈。

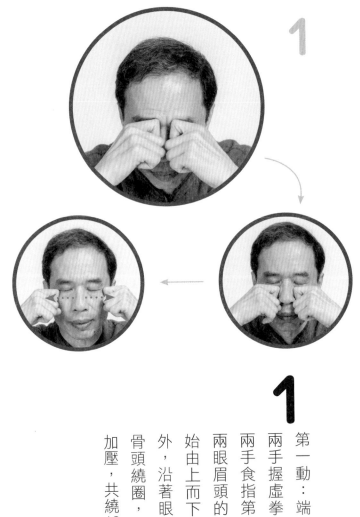

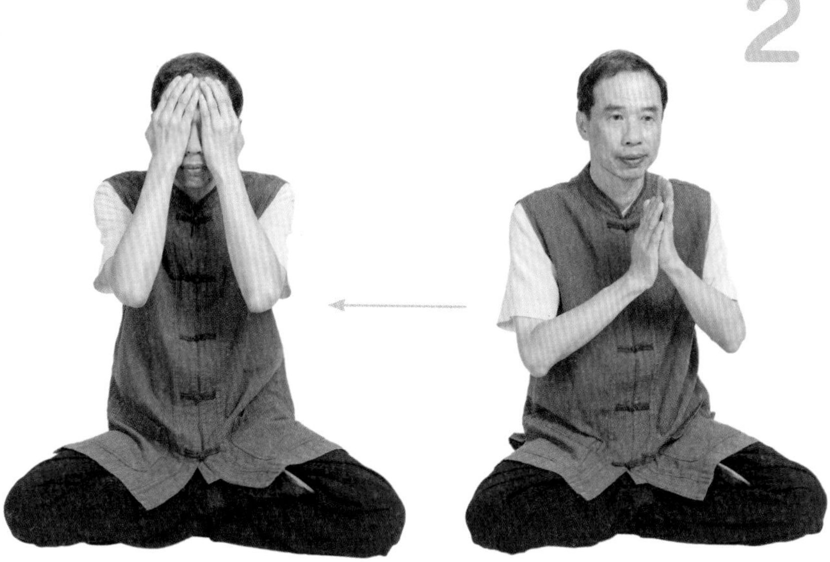

2

第二動：兩手掌互相快速摩擦，讓手掌發熱，然後以洗臉姿勢將雙掌分別覆蓋在兩眼之上不動，默數8秒鐘，是為「一次」，重複3次。

3

做完第一動、第二動兩個動作，是為「一功」

功法原理：

陶弘景《養性延命錄》說：「**平旦以兩手掌相摩令熱，熨眼三過；次又以指搔目四眥，令人目明。**」明目功即是根據這句話中「搔目四眥」及「熨眼三過」兩個要點而設計，是一套保養眼睛的好功法。

第二動的動作只用手掌覆蓋眼睛，不含手指。覆蓋時，手掌的肌肉貼緊眼窩四周的骨頭，手掌中央成為空心，避免按壓眼球。

眼睛視物過久會感覺疲勞，因為使用眼睛即在消耗能量。按摩眼睛四周的肌肉，以及攢竹、睛明、魚腰、絲竹空、太陽、承泣等幾個穴道，能讓眼睛氣血通暢、眼肌靈活，預防視力衰退；此外，手掌摩擦不但生熱，而且生電，以帶有熱能、電能的手掌覆蓋眼睛，讓眼部細胞吸收能量，可以消除

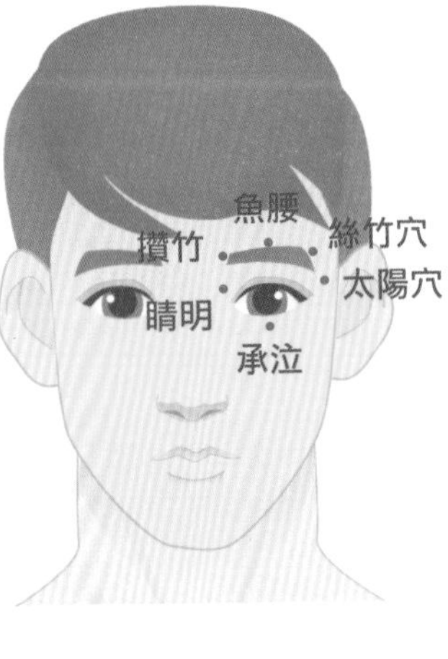

眼睛疲勞，使眼睛明亮有神。

現代上班族工作一整天盯著電腦，大多數的人任何時間都在滑手機，都會造成用眼過度，傷害眼睛。明目功一式除了靜坐之後練習之外，平日感覺眼睛疲勞時亦可用來保養眼睛，並可改善近視眼、老花眼，預防各種眼科疾病。

第四招 端坐拜佛

功法步驟：

掃描 QR CODE
即可觀賞動作影片

功效

使內臟得到按摩，促進臟腑健康，並利於腦脊髓液的流通及新陳代謝。

1

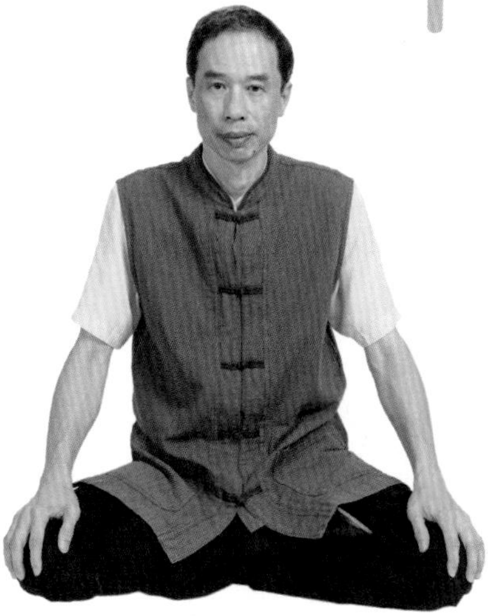

1 靜坐姿勢，雙掌分別放置於左、右膝蓋之上。

2

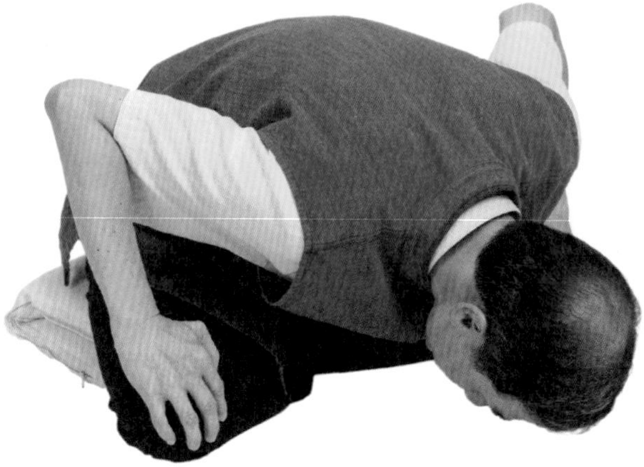

2

上身緩緩往前彎曲下拜，拜到最低點時，維持不動姿勢默數6秒鐘。

3

上身緩緩升起，回復靜坐姿勢。

4

做完1～3動作是為「一口」，做完8口是為「一功」。

功法原理：

現代人壓力大、精神緊張，全身的肌肉經常不自覺的處於緊繃狀態，因此脊椎變得僵硬。脊椎關節的隙縫是神經和血管通過的地方，如果脊椎關節受到擠壓，就會壓迫神經和血管，造成通往臟腑的氣血流通不順暢，影響臟腑的健康。

一般拜佛的動作是五體投地，端坐拜佛則僅是上身的動作。上身彎曲下拜時，能夠拉開脊椎，利於神經和血管的通達；而且彎身下拜使得胸腹空間極度縮小，內臟暫時受到擠壓，起身回復直坐姿勢時，胸腹空間又恢復正常，在胸腹一縮、一鬆的過程中，內臟也得到按摩，能夠促進內臟健康。

腦脊髓液是循環在腦部、脊髓的液體層，它有調節腦壓、供應營養、運送廢物的功能，脊椎不正或受到擠壓，也會造成腦脊髓液流動受阻，使得腦脊髓液新陳代謝不良，易患腦壓不正常、頭痛等症狀。練習端坐拜佛之式，有利於腦脊髓液的流通，對健康相當有益。

第五招 插腰轉肩

功法步驟：

掃描 QR CODE
即可觀賞動作影片

功效

全方位活絡肩部關節，改善肩部痠痛症狀，避免肩部關節、韌帶及軟組織動作不靈。

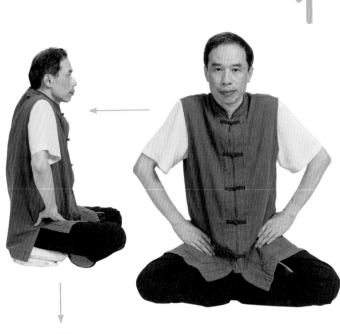

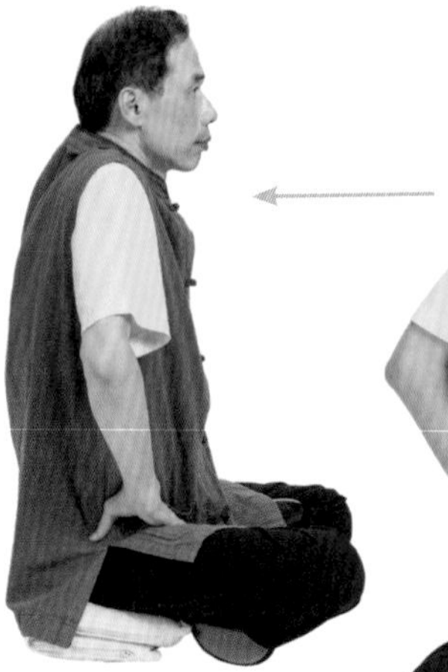

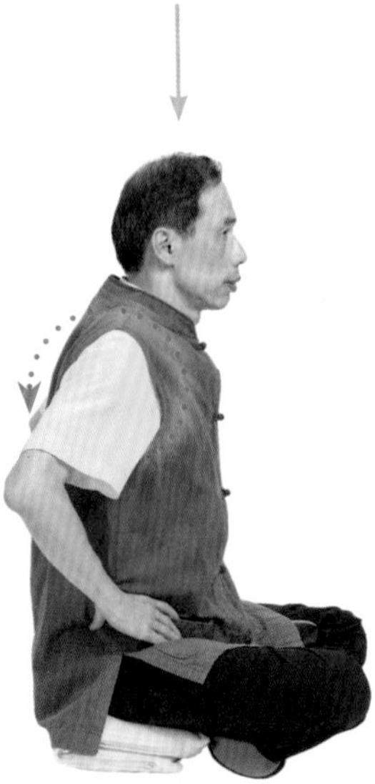

1

兩手插腰，兩肩向上提起，向後旋轉，旋轉一圈回復到原位是為一次，共做18次。

2

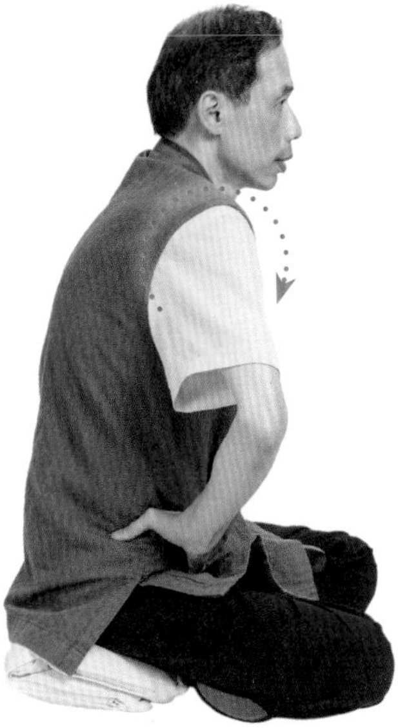

2 以同樣的動作，兩肩向前旋轉，共做18次。

3 做完1～2動作是為「一功」。

功法原理：

兩肩旋轉時，起初用力輕一點、轉圈小一點，然後逐漸加大力量、擴大轉圈的幅度。**因為初練時，肩膀尚處於僵硬狀態，為了避免扭傷，所以轉圈應由小而大，用力由輕而重。**

肩關節是人體活動度最大的關節，肩部骨骼的構造極為複雜，但是穩定度不佳，因此容易受傷。上了年紀，許多人患有「五十肩」，醫生稱之為「粘黏性肩關節囊炎」，其成因是由於肩關節囊的慢性發炎而導致粘黏，造成肩關節疼痛、僵硬不靈。據統計，高達八成的人有肩部疼痛的經驗，由於肩膀酸痛的情形很常見，容易讓人輕忽，久而久之，情況轉趨嚴重時會引發頭痛、嘔吐，甚至會引起精神不安及憂鬱。

肩膀疼痛雖是小病，但痛起來讓人坐立難安，成為許多人的夢魘。肩關節某些角度平時較少運動，突然使用時極易扭傷，比方說，許多人曾在停車場伸手按鈕取票時扭傷肩膀，因此平時即應常常鍛鍊肩膀，讓肩膀保持靈活。

姿勢不良、運動不足、精神壓力為肩膀痠痛的三大主因。我們平時即應注意放鬆肩頸部位的肌肉，外出時要避免肩頸風吹雨淋，在室內則須避開冷氣直吹，以避免肩頸因緊張、受寒而氣血阻塞。「插腰轉肩」比一般的「垂手轉肩」更能全方位運動肩部關節周圍的肌肉、韌帶及關節軟組織，多練可使肩膀筋肉柔軟、輕鬆靈活。

第六招 凌空踢腿

功法步驟：

1

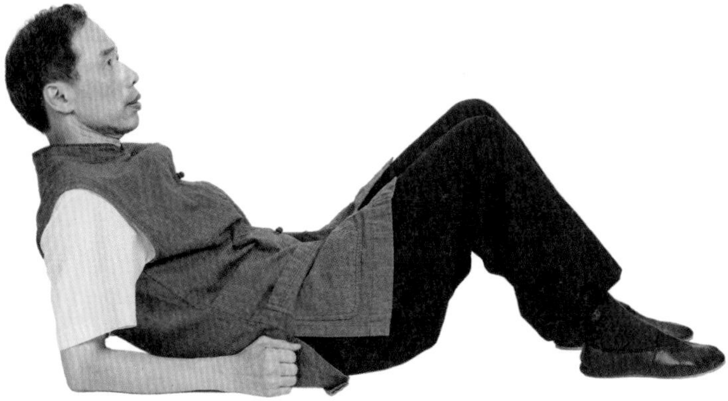

掃描 QR CODE
即可觀賞動作影片

功效

鍛鍊雙腳肌力，保持雙腿強健靈活，並可強化核心肌群，強健腹肌，預防腰部受傷。

1 臥姿，用手肘撐起上半身，或上半身用枕頭墊高呈斜躺狀態。

2 雙腳抬起與身體呈45度角，當右腳凌空踢出時，左腳曲膝收回；換由左腳踢出，右腳收回。

3 左、右腳各踢4次，共踢8下是為「一口」，做完一口，雙腳放平稍事休息再做，做完4口是為「一功」。

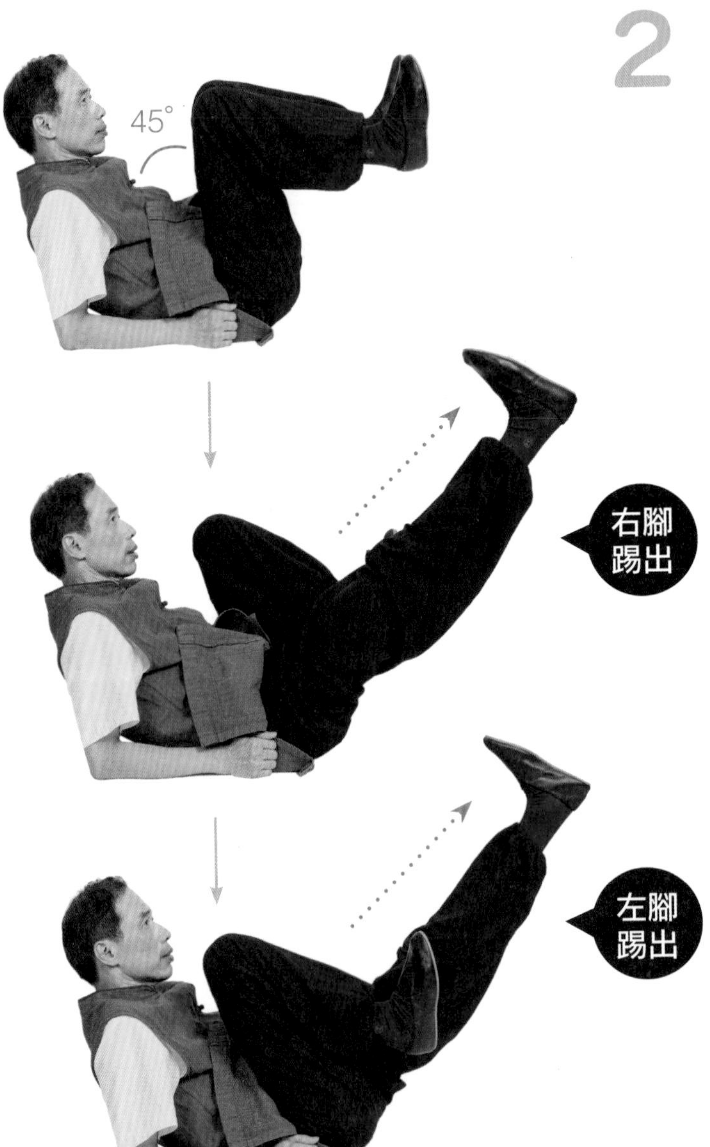
2
45°
右腳
踢出
左腳
踢出

功法原理：

凌空踢腿的動作，目的在鍛鍊雙腳及腹部核心肌群。腳部用力凌空踢出的動作，由於氣貫腳部，可以讓雙腳變得強壯有力；再者雙腳抬高的動作必須使用到腹部的力量，同時也鍛練了腹部的核心肌群，使腹肌強健。

核心肌群是人體的中心部位，範圍涵蓋腹部、背部及臀部，是「掌握身體力氣之鑰」，當我們活動身體時，不論是前彎、後仰、扭轉等動作，甚至走路、跑步，咳嗽、打噴嚏，第一個用力的部位就是核心肌群。以練習氣功的角度而言，核心肌群的位置即在丹田四周，西方醫學指的「核心肌群發力」，等於是中國人所說的「丹田發力」。

核心肌群衰弱，不但會使我們的行動力不從心，並容易造成運動傷害，發生下背痛、疲勞性骨折或椎間盤突出等症狀。

現代人久坐電腦桌前，身體活動的機會少，核心肌群因缺少運動而變得衰弱，以致腰部無力、腰痠背痛。練習凌空踢腿，可以強化核心肌群，預防腰部受傷，並增加肢體的靈活度與力量。此外，平時我們站立、走路時，亦應注意將腹部縮回，因為腹部凸出導致腰椎彎曲，腰部後方的肌肉承載上身的重量，容易造成腰痠的症狀。

第十式 健走功與健走樁

俗話說：「人老腳先衰」，人到老年，退化的跡象最先出現的是雙腳無力，然後無力的現象逐漸往上身蔓延，終至全身體能衰退，慢性病也陸續出現。老人一旦無法走路，即面臨照護上的問題，成為醫療上的重大負擔。

除了老人之外，由於現代人出門以車代步，上樓搭電梯，走路時間變少，許多人五十歲左右即雙腳無力，甚至發生膝關節病變。因此，保持雙腳強健，是我們規劃養生的第一課題，想像將來有一天，如果自己因為不良於行而行動受限，那是多麼令人沮喪的事。

腳部的保健，醫生大都推薦健走運動。健走是舉世公認經濟、方便的運動。但是健走要求必須達到一定的運動強度，才能產生有氧效果，對於老年人、膝蓋無力或關節炎患者而言，勢必無法達到標準。「健走功」的設計，乃針對健走運動加以改良，將「健走運動」提升為「氣功健走」的境界，由於動作相對緩和，任何人皆可輕鬆練習，更適合做為全民運動。

健走功

功法步驟：

掃描 QR CODE
即可觀賞動作影片

功效

導引身體陽氣下行接地，保持身體陰陽平衡；鍛鍊腳部韌帶、肌肉，避免關節病變，促進小腿肌肉收縮，壓迫下半身靜脈血回流。

1

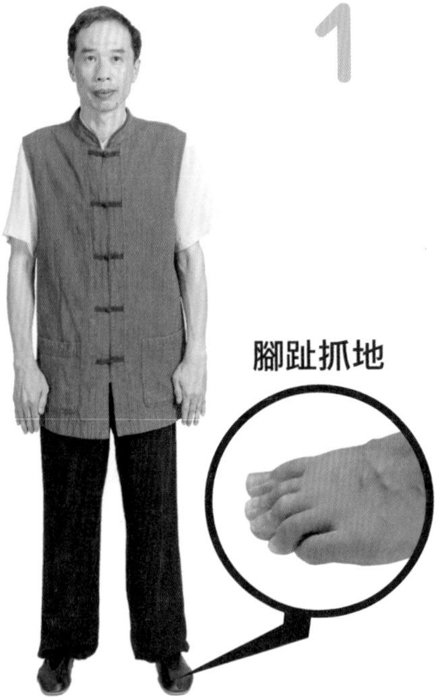

1 走路時挺胸、收小腹、收下顎、頸椎打直，身體微微前傾。

2 走路時腳趾略施力氣抓地，雙腳平行向前，避免內八或外八。

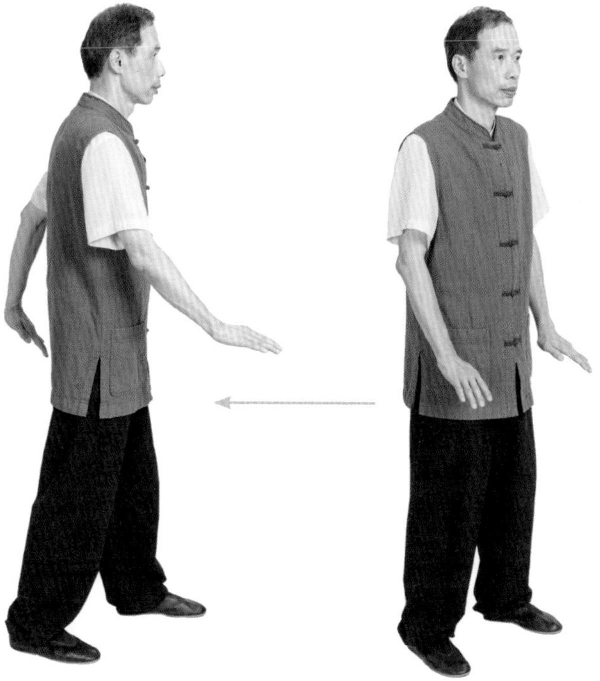

3

3

掌背朝前，指尖向上翹起與地面呈45度，雙掌手指伸直，十指稍為張開，掌心下按。兩手依照平日走路的姿勢自然擺動。

4

調整呼吸，吸氣默數4步，吐氣默數4步。如果體能許可，也可以提升為默數6步，或默數8步。

5

以上動作練習時間超過30分鐘以上，效果較佳。

功法原理：

「健走功」是健走運動的進化版，一來它不追求速度，也不需加大步幅，老年人、病患皆可以輕鬆練習；二來將運動賦予練氣的功能，使保健雙腳的功效更為顯著。目前，全世界都在推廣健走運動，如果能夠推薦民眾改練健走功，增進健康的效果必將大大提升。

中醫認為：上了年紀的人體質一旦成為「上實下虛」，下半身變得軟弱無力，身體即隨之開始退化。樹木的根一旦腐敗，枝葉就會枯黃，同樣的，人的雙腳一旦出現衰弱的現象，全身體能就會逐年減退。

漢朝董仲舒《春秋繁露》說：「**天氣常下施于地，是故道者亦引氣于足。**」天地的能量是由天往地行進的，練習健走功，目的在藉由腳趾抓地的動作引氣于足，導引能量由頭頂朝著雙腳流動；明朝醫學家張景岳也說：「**筋氣剛勁，故能約束骨骼，動作強健。**」雙腳氣足，可以增加關節韌帶的強度，保持關節骨骼不致移位；同時，能量充足可以提升細胞的再生能力，使我們的雙腳不易退化，長保年輕靈活。

莊子云：「機發於踵」，精從足底生，足底的鍛鍊甚為重要；鄭曼青《鄭子太極拳十三篇》也提到：「**行須注意足分虛實。實則足心貼地。**」健走功要求身體微微前傾，其功用即在調整身體重心，讓足心貼地，增加導氣下行的功效，讓身體連接地氣；而掌心下按的動作，用意在與腳部呼應，使雙手、雙腳的末梢神經都得到運動，產生氣感。

最近，日本醫師小池弘人寫了一本《小腿拉筋按摩操》，掀起了一股小腿按摩的熱潮。小腿號稱人體的第二心臟，因為小腿像心臟一樣扮演著幫浦的功能，藉由小腿肌肉的收縮，方可將下半身血液送回心臟。練習健走功，在腳趾抓地的同時，也帶動我們雙腿肌肉一起用力，即能產生按摩腿部的功效，促進腿部靜脈血回流。

此外，腦科醫學家研究證實：走路可以促進老年人的認知功能，改善運動控制及工作記憶，維持腦神經的活力。練習健走功，由於腳部產生更多的能量與大腦連繫，可以優化大腦，對預防失智甚有助益。

陶侃搬磚，陸游掃地，都是在日常生活中養成鍛鍊身體的習慣。養生貴在有恆，現代人生活忙碌，練功常易半途而廢，因此養生的功法最好能融入生活，才能提高民眾練習的意願。「健走功」除了到公園、操場練習之外，也可以利用平日上下班途中、購物等任何走路的機會練功，不占時間、不擇場所，隨時可練，相當適宜做為一生的養生之道。

健走樁

功法步驟：

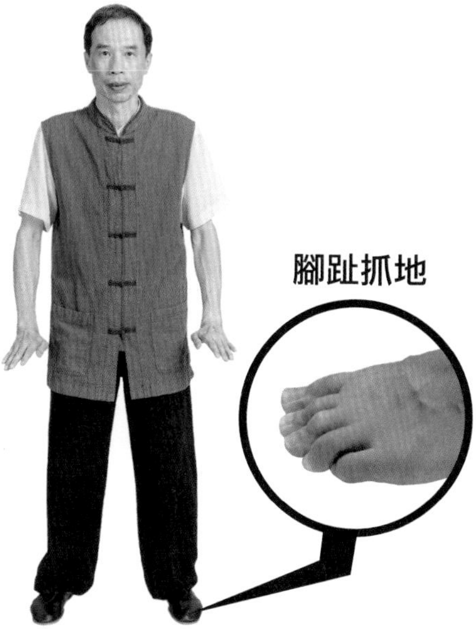

功效

功效與「健走功」相同，任何站立時間皆可練習；站久不疲累，容易產生氣感，培養身體能量。

1 立姿，雙腳打開與肩同寬，挺胸、收小腹、收下顎、頸椎打直。

2 腳趾略施力氣抓地，身體微微前傾。

3 掌背朝前，指尖向上翹起與地面呈45度，雙掌手指伸直，十指稍為張開，掌心下按。

4 調整呼吸，吸氣默數4秒，吐氣默數4秒。如果體能許可，也可以提升為默數6秒，或默數8秒。

5 以上動作練習時間超過30分鐘以上，效果較佳。

功法原理：

「健走樁」是健走功衍生出來的功法，健走功用於行走中練習，而健走樁則用於站立中練習。人們一天的作息，除了走路之外，站立的機會也很多，例如等公車、搭捷運、約會、排隊都須站立，站立時間常常等於無聊時間，這時即可趁機練習健走樁。

擺出「健走功」的姿勢，但站在原地不動就變成「健走樁」，健走功是動態的，健走樁是靜態的，兩種功法的原理相同，增進健康的功效也一樣顯著。走路可以練功，站立也可以練功，可以充分利用零碎時間的邊際效用。

一般的站樁功法必須身體下蹲，站久了腿部又痠又疼，非常辛苦。站樁的原理是利用身體下蹲的姿勢導氣下行，但健走樁利用的是「以形導氣」的原理，練功時身體並不下蹲，而是利用腳趾抓地、手掌下按、身體前傾的姿勢導氣下行，因此，站久了也不覺得疲累，老人、病人皆可輕鬆練習，也非常適合醫療團體採用。

舊式站樁必須經年累月的鍛鍊才能得氣，但是根據許多人實驗的心得，練習健走樁反而得氣快，只要姿勢正確，甚至在數分鐘內即產生氣感，的確是樁功的一大改革。

網友練功心得節錄

AT：練健走功幾個月了，前陣子量了血壓一〇六／六十八，之前都高到一三五。

湛若水：氣虛上浮，是高血壓的原因之一，身體的氣往下流動，血壓就降下來了。

Jack Huang：買了《健走功》一書，一口氣看完，並開始練習健走功，練了一個禮拜之後，感覺腳下變輕，走路很輕鬆。

湛若水：雙腳氣衰，就覺得步伐沉重；雙腳氣足，就能健步如飛。

Daniel Wang：我是大陸讀者，從網站上得知健走功，連續走了兩天，當呼吸與步伐一致時，會感到腳上稍微的溫熱，而且雙掌一直麻麻的，天氣一點也不熱，但是手卻出汗了。

湛若水：很棒喔，手、腳的末梢神經都得到鍛練了。

郭小文：天天花些時間用健走功走路，身體會清爽一些，尤其是熬夜的隔天，我一定用健走功走路，消消燥氣，讚！

湛若水：練健走功導氣下行，身體的濁氣也會往下排出，讓身體變得清爽舒適。

结語 學習健身氣功相關事宜

以上就是「健身氣功十式」的全部內容。這套課程將每一招的功法步驟及原理解釋得很清楚，並有真人分解動作示範圖片，相信讀者可以一目瞭然，依樣練功應不致發生困難。

古人說：「**傳書不傳法，傳法不傳訣。**」道書汗牛充棟，但道家前輩長篇大論講的都是理論，大都不談練功的步驟，更遑論其中細微訣竅，以致身為炎黃子孫的我們，對老祖宗的養生之道總是莫測高深。在廿一世紀的現代，民眾最需要的是一套以現代理論、現代口語、現代思惟、現代功法所建構的練功機制，不但要能夠傳承古人的心法、訣竅，而且要適應現代社會的需求，讓社會大眾樂於學習。

筆者在練功三十餘年期間，傾注心力研究道家經典，期能理解氣功的奧秘；此外，筆者在網站上指導網友練功已將近十年的時間，教學相長，也累積了不少經驗。筆者以一愚之得，著述一系列易讀易懂的「現代道書」，目的在提供給有意練功的民眾做為參考，為推展氣功貢獻棉薄之力。

每個人體質不同，練功所產生的反應也不同。在書上、網上練功，由於沒有師長在旁觀察指點，因此讀者、網友遇有疑惑之處，大多利用網站發問討論。讀者、網友來自世界各地，網路無遠弗屆，天涯若比鄰，隨問隨答甚為方便，網路教學的方式，對於氣功的推廣確是一個好途徑。

本課程可以靈活運用，在十個招式之中，**開通陰竅、腹式呼吸是基礎功夫，**為必修課程，學好這兩招的時間因人而異。其餘八招所設計的份量都相當輕，以利老弱者練習，**青、壯年人如果體能許可，也可以稍為增加練習的時間、份量，**練習時間應依自己的作息善加分配，**最好在早晨練功，如果時間不允許，也可將課程拆成兩部分，早晨練動功，靜坐及六招養生導引操則在晚間練習。**

老年人也可只練靜坐及六招養生導引操，外加拜天式及健走功、健走樁，份量也算足夠；有位女網友身體稍弱，選擇心肺功、健走樁、靜坐做為每天的功課，也頗適宜。總之，**本功法可以根據自己的需要加以調配，靈活運用**，司馬承禎《導引論》說：「**其五體平和者，依常數為之；若一處有偏疾者，則於其處加數用力行之。**」平常照表操課可以保持健康，但是身體某部位若有疾病，則可針對病況挑選對應的功法多加練習。

這套課程也適合做為開班授課的教材。以授課時間為期三個月為例，每週一堂課，十個招式足敷所需。學習健身氣功，如能參加「氣功班」最好，老師可以針對個人的學習狀況當面給予指點，效果當然更好。如果無法參加上課，相邀親朋好友一起學習，彼此心得交流、互相鼓勵，練功有人作伴較不寂寞，也較能堅持不懈。

「上士聞道，勤而行之」，聞道不易，既知功法，就應下定決心好好學習，每天按表操課，決不輕言中斷。心平則氣和，心浮則氣躁，練功必須拋棄一切妄念，專心練功必然效果佳、氣感強；如果練功時心有壓力，練起來就很辛苦。

想要身體健康，唯有依靠自己養生，絕對不能存著僥倖心理。黃元吉《樂育堂語錄》說：「**修行人務須氣行如泉，如堆金積玉人家隨其所欲，可以信手而得。**」日日練氣，身體氣足，有如活泉一樣源源供應能量，就像家財萬貫的富豪人家一樣，隨取隨用，不虞匱乏，何愁身體不健康？

拜科技進步之賜，大家足不出戶，在書本上、網站上就可以學功夫，這麼好的機會，不可輕易放過，心動不如行動，立即加入練功的行列，為增進自己的健康而努力吧！

附錄 養生睡功

功效

有助放鬆身心，利於入眠；增強睡眠中身體的修補、生長、排毒功能。

「睡功」也是氣功的一個重要項目，推展健身氣功如果缺少睡功一項，未免美中不足。自古以來即有不少道家前輩推崇睡功，現代人白天很忙碌，更應重視睡功。筆者在《氣的原理》一書曾經介紹睡功功法，本書再度將之附錄於書末，有兩個理由：

一、現代的科技人、企業人每天工作經常超過十幾小時，要他們抽出時間練功也許有困難。每個人晚上都要上床睡覺，何不利用睡覺時間練功？睡眠時間長達七、八小時，而且沒有人打擾，是練功的好機會。

二、常有親友向我訴苦，失眠怎麼辦？尤其是上了年紀的人，幾乎個個飽受失眠之苦。據統計，台灣失眠的人口為二十八％，日本、韓國、新加坡也接近此數，美國則為三十二%，更為嚴重。目前，世界各大醫院幾乎都特別為了失眠問題成立特別門診與治療中心。練習睡功，能夠在睡覺時充分補充能量，不但可以改善失眠的症狀，還可提升睡眠的品質。

基本上古人的睡功大都採取「臥如弓」的睡姿，筆者提供的「養生睡功」則採取仰臥的姿勢，因為仰臥時身體較易放鬆，利於一面練功、一面入睡。養生睡功功法簡易，人人可學，方法如下：

1 預備式：上床平躺，雙腳打開與肩同寬，雙掌平貼於小腹丹田。全身放鬆，從頭到腳檢查一遍，要仔細感覺全身是否放鬆了，這個步驟很重要，因為身體的任何一個部位沒有放鬆，都會聚氣在上面，難以入眠。

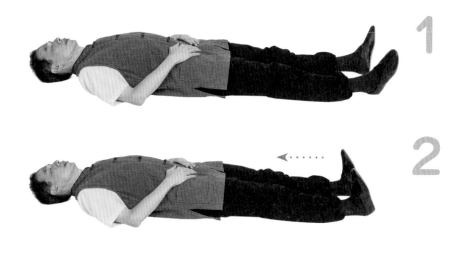

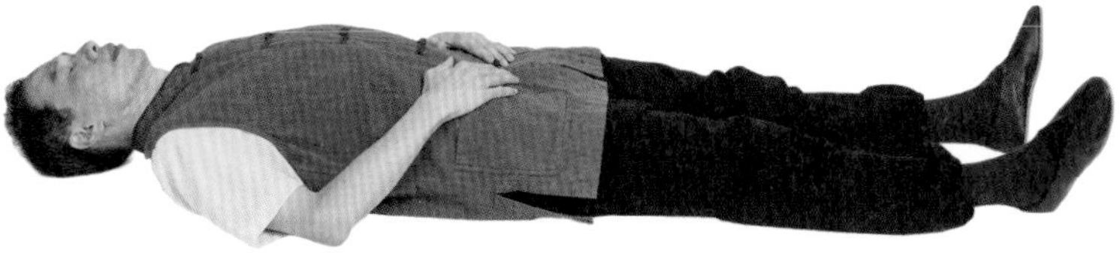

1

2

2

雙腳腳掌向上豎直，與小腿成90度，這個動作由於腳掌用力上豎，可以導引頭部的血液往腳部流動，減輕頭部的充血狀態。腳掌上豎的動作維持一分鐘之後，放鬆回復原狀略事休息，然後繼續練習，腳掌上豎＋休息，這個動作一共重覆五次。

3

做完腳掌上豎的動作之後，回復預備式姿勢。此時開始調整呼吸，呼吸的方式與靜坐的要領相同，第一段呼吸採用腹式呼吸方式，於一呼一吸之間同時開合小腹與薦骨，一共呼吸17次（以身體發熱為度加以增減）。之後，第二段呼吸改為丹田呼吸方式，意守關元，呼吸放輕、放緩，一直到不知不覺睡著為止。

練習養生睡功，身體氣血向下流動，能讓身體凌亂的電阻變為有序，有助全身放鬆，利於入眠。睡功練得好，入眠後我們的身體等於整夜都在練功，對健康非常有益。若有人失眠半夜醒來，也可以練練養生睡功，有助於重返睡眠。

名醫孫思邈有一招「雞鳴時起，就臥中導引」的秘招，教人早晨睡醒時，先不急著下床，清晨萬籟俱寂，身體也沒有雜訊，共振度很高，練氣效果特佳，這時練習丹田呼吸幾分鐘，非常舒服；同時可以伸伸懶腰，用勁伸展肢體，活絡筋骨。

網友練功心得節錄

鶴　元：我睡覺時，覺得有一股暖流從大腿內側一路到膝蓋，再到腳底湧泉。但是，我發現右鼻孔是塞住的，請問我該怎麼辦？

湛若水：你練一練「養生睡功」試試看。如果右鼻孔塞住，在練習腳掌上豎的動作時，可以只用右鼻孔呼吸。

鶴　元：我練了幾天養生睡功之後，感覺全身像是充電了，很像躺在電毯裡，很溫暖，很舒服，感謝老師。

舒活家 39

[全彩圖解 & 影音版]

健身氣功

國家圖書館出版品預行編目 (CIP) 資料

健身氣功 / 湛若水著 . -- 初版 . -- 臺北市 : 原水文化出版 : 家庭傳媒城邦分公司發行 , 2016.09
面 ; 公分 . -- (舒活家 ; 39)
ISBN 978-986-93692-0-6(平裝)

1. 氣功 2. 健康法

413.94 105017572

作　者／湛若水
選書．責編／潘玉女

行銷經理／王維君
業務經理／羅越華
總 編 輯／林小鈴
發 行 人／何飛鵬
出　版／原水文化
台北市南港區昆陽街 16 號 4 樓
電話：（02）2500-7008　傳真：（02）2502-7676
E-mail：H2O@cite.com.tw 部落格：http://citeh2o.pixnet.net/blog/
發　行／英屬蓋曼群島商家庭傳媒股份有限公司城邦分公司
台北市南港區昆陽街 16 號 8 樓
書虫客服服務專線：02-25007718；25007719
24 小時傳真專線：02-25001990；25001991
服務時間：週一至週五上午 09:30 ～ 12:00；下午 13:30 ～ 17:00
讀者服務信箱：service@readingclub.com.tw
劃撥帳號／ 19863813；戶名：書虫股份有限公司
香港發行／城邦（香港）出版集團有限公司
香港灣仔駱克道 193 號東超商業中心 1 樓
電話：(852)2508-6231　傳真：(852)2578-9337
電郵：hkcite@biznetvigator.com
馬新發行／城邦（馬新）出版集團
41, Jalan Radin Anum, Bandar Baru Sri Petaling,
57000 Kuala Lumpur, Malaysia.
電話：(603) 90578822　傳真：(603) 90576622
電郵：cite@cite.com.my

美術設計／李京蓉
製版印刷／卡樂彩色製版印刷有限公司
初　版／ 2016 年 9 月 20 日
初版 3.5 刷／ 2024 年 3 月 19 日
定　價／ 350 元
ＩＳＢＮ／ 978-986-93692-0-6

城邦讀書花園
www.cite.com.tw